杨力谈望面养生

杨 力◎著

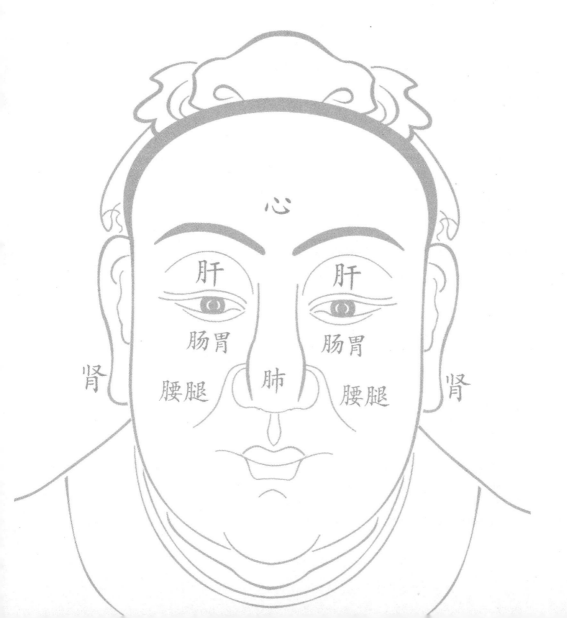

图书在版编目（CIP）数据

杨力谈望面养生 / 杨力著 . -- 南京：江苏凤凰
科学技术出版社，2015.9
ISBN 978-7-5537-5499-4

Ⅰ . ①杨… Ⅱ . ①杨… Ⅲ . ①望诊（中医）—基本知
识②养生（中医）—基本知识 Ⅳ . ① R241.2 ② R212

中国版本图书馆 CIP 数据核字 (2015) 第 235092 号

杨力谈望面养生

著　　　者	杨力
责 任 编 辑	刘　强　孙连民
责 任 校 对	郝慧华
责 任 监 制	曹叶平　方　晨

出 版 发 行	凤凰出版传媒股份有限公司
	江苏科学技术出版社
出版社地址	南京市湖南路 1 号 A 楼，邮编：210009
出版社网址	http://www.pspress.cn
印　　　刷	北京建泰印刷有限公司

开　　　本	710mm×1000mm　1/16
印　　　张	16
字　　　数	205 千字
版　　　次	2015 年 11 月第 1 版
印　　　次	2015 年 11 月第 1 次印刷

标 准 书 号	ISBN 978-7-5537-5499-4
定　　　价	35.00 元

图书如有印装质量问题，可随时向我社出版科调换

前　言

　　中医说："看病必察色，察色必观面。"望面识病的方法，是几千年来中医理论精华的一部分，是中医望、闻、问、切四诊之一。通过面部观察来测知身体的健康状况是极为方便的一种方法。

　　所有的疾病在前期都会露出它的蛛丝马迹，中医认为，内脏的病变可以反映到体表，相反，通过对外部的诊察，也可以推测内脏的变化。面部是最快表现脏腑病症的部位，通过观察面部的颜色、形状、五官状况等，可以快捷大致地诊断脏腑疾病。

　　不同的遗传因素和不同的生活环境，培养了每个人不同的体质，也就产生了不同的身体反映状况。望面是最容易辨别身体健康的一种方法。大家可以从书中所列的面象入手，找到自己所对应的体质类型，并从生活起居、饮食、经络调养、药物治疗方面，采取最适合自己的养生方法，从而防未病、治已病。

　　本书是杨力教授行医几十年的中医临床面诊经验集结，教大家通过观察面色诊断常见病症，让你及时了解自己的健康状况，并给出相应的养生方法，让你在日常生活中抓住疾病的小信号，不生大疾病。

1

第三章　外感六淫内伤五邪，看疾病如何决定你的面容

第四章　《易经》八卦人望面养生法

第五章　望面辨体质祛病养生法

第六章　看面部五官，知人体健康

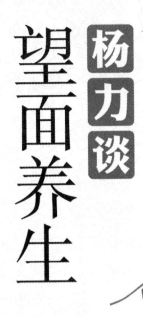

肝

肠胃

肾

腰腿

杨力谈

望面养生

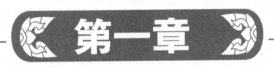

第一章

望面能知病，养出好身体

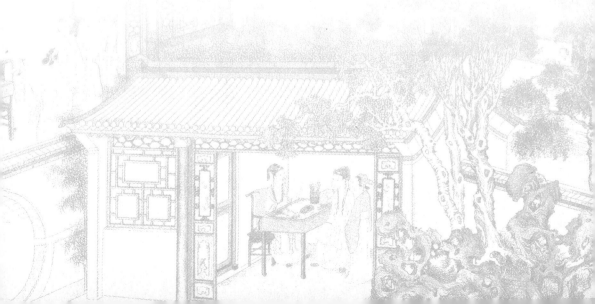

《黄帝内经》中传下来的面诊法

《黄帝内经》是现存最早的中医理论经典著作，为中医学的发展奠定了理论基础。其中的经络理论、脏腑理论、窍脏相应理论、脏腑身形理论等奠定了面诊法的理论基础。早在 2000 多年前，《黄帝内经》中就指出："视其外应，以知其内脏，则知所病矣。"说明人体内脏功能和气血状况在面部有相应表现，人们可以通过对面部各种状况的观察，来了解人体的健康状态和病情变化。这种运用"望、闻、问、切"中的"望"对面部整体以及五官进行观察，从而了解人体的一些健康秘密，辅助诊断疾病的方法，就是中医的面诊。

《黄帝内经》中还记载了许多实用的具体诊法，对后世的中医面诊学产生了极其深远的影响。

如《黄帝内经》十分重视面部整体的诊法，强调形、神、色、态，特别注重面色的诊断。如《素问·脉要精微论》中说："察五色，观五脏有余不足，六腑强弱，形之盛衰，以此参伍，决死生之分。"这表明在《黄帝内经》时代就已经确立了五色诊法，通过眼睛的观察对五色之间微小的变化进行诊断疾病。在临床上五色与五脏的相应关系是赤为心色，青为肝色，白为肺色，黄为脾色，黑为肾色。看五官，观气色即可辨脏腑之病：赤色主热，如满面通红，多为阳盛之外感发热，或脏腑实热，；若两颧潮红，则属阴虚火旺之虚热证等。青色主寒、痛、气滞、肝风和血瘀，黄色主脾虚、主湿，白色主虚、主寒，黑色主肾虚、水饮、寒证和瘀血。

同时，《黄帝内经》在前人的诊疗实践的基础上，总结出了许多具体实用的分部诊法和特殊诊法，来指导具体疾病的诊断。如在面部脏腑配位诊法方面，有五官五脏分诊法、五方五脏分诊法、五形人体质诊法、颧骨诊法等。另外，《黄帝内经》中还记载了许多特殊诊法，如黄疸病诊法、面部水肿病诊法等，都有十分重要的实用价值。

内在五脏六腑的病理变化或是心理变化，终会表现在脸上的相关区域，所以脸部的望诊最能洞察病机、掌握病情。因此，面诊在中医治疗中占有重要位置，被列为四大诊断方法之首。

面部能反映脏腑气血盛衰

中医学认为，人体是一个有机整体，不仅同自然界有着密切的联系，而且人体表组织、器官与体内脏腑之间也有着密切的联系。中医脏腑学说认为，脏腑虽居于内，但其生理和病理变化必然会在相应的体表组织器官上反映出来，其中面部就是一个重要的部位。

因面部为脏腑气血的外荣，又为经脉所聚，面部经脉丰富，气血充盈，加之面部皮肤薄嫩，故色泽变化易于显露于外。

《望诊遵经·五色相应提纲》中记载："尝考《内经》望法，以为五色形于外，五脏应于内，犹根本之与枝叶也。色脉形肉，不得相失也，故有病必有色，内外相袭，如影随形，如鼓应桴。"故内脏气血的盛衰，邪气对气血之扰乱，都会在面部有所反映。

五脏气血盛衰在面部的表现		
人体面部与脏腑之间有着非常密切的联系，面色与色泽的不同变化，可以反映人体机能的变化，不同的色泽代表不同的病症，通过观察面部的色泽，可以判断人体五脏气血的盛衰。		
五脏衰	与五色对应关系	五脏盛
面色如死草	肝青	如苍璧之泽，青绿而有光泽
面色如枳实	脾黄	如罗裹雄黄，黄而明润
面色如煤烟	肾黑	如重漆色，黑而透亮

面色如凝血	心红	如白裹朱，红而润泽
面色如枯骨	肺白	如鹅羽，白而且有光泽

　　通过对面部组织、五官七窍在神、色、形、态等方面的征象改变的观察，进行中医理论分析，便可推断出体内脏腑的病变。这说明面诊方法的基本原理就是"以表知里""司外揣内"。

完整的面诊包括面色、面容、五官和舌

　　完整的面诊包括面色、面容、五官和舌。

　　所谓面色，主要就是观察面部的颜色和光泽，然后根据不同的色泽确定气血的盛衰和疾病发展的变化，从而预知人体的健康状况。对应中医学的认定和色彩判定来说，被称为"黄皮肤"的中国人，一般面色都呈微黄，而且有红润光泽，这些都是属于健康的脸色。相反，如果出现异常，则说明健康可能出现了问题。《黄帝内经·素问》中说"肺热者色白而毛败；心热者色赤而络脉溢；肝热者色苍而爪枯；脾热者色黄而肉蠕动；肾热者色黑而齿槁"，就是通过面色的变化来判断五脏的变化。

　　再就是面容。面容是指看人面部的神气、神志。提到神，很多人都有一种虚玄的感觉，实际上，神是人体生命活动的综合体现，如要结合精神面貌、眼神、表情、语言以及反应等。假如一个人神志清楚、目光明亮、语言清晰、反应灵敏，那么，这个人一般来说就是健康的，而与之相反，如果一个人总是神志不清、目光晦暗、表情淡漠、反应迟钝，总呈现出一种精神萎靡的状态，那么，这个人基本上就属于病患状态，甚至病情还比较严重。当然，具体得了什么病，则需要通过呈现出来的具体状态进行判断，不仅在疾病判断方面须做到心中有数，就是在防病治病方面也要更加具有针对性。

观五官也是面诊的一个重要方面，因为在中医看来，五脏开窍于五官，所以，就能通过望五官了解一定的内脏病变。如鼻为肺之官，肺气通于鼻，肺脏和顺健康，则鼻能闻香臭，肺有病状则喘息鼻张，影响呼吸气息；目者肝之官，肝气通于目，肝气顺则目清明，目清则能辨五色，肝有病状则目眦会发青，影响视觉；口唇者脾之官，脾气通于口，脾和顺则口唇能纳五谷，脾有病状则唇色发黄，影响消化吸收功能；舌者心之官，心气通于舌，心气和顺则舌能辨五味，心气不顺有病状则舌卷短，且颧发赤，影响话语清晰；耳者肾之官，肾气通于耳，肾气足则耳能听五音，肾气虚则颧与颜黑，且耳鸣耳聋，影响听力。所谓"官"有"司管"的意思。

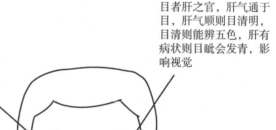

鼻为肺之官，肺气通于鼻，肺脏和顺健康，则鼻能闻香臭，肺有病状则喘息鼻张，影响呼吸气息

目者肝之官，肝气通于目，肝气顺则目清明，目清则能辨五色，肝有病状则目眦会发青，影响视觉

耳者肾之官，肾气通于耳，肾气足则耳能听五音，肾气虚则颧与颜黑，且耳鸣耳聋，影响听力

口唇者脾之官，脾气通于口，脾和顺则口唇能纳五谷，脾有病状则唇色发黄，影响消化吸收功能

舌者心之官，心气通于舌，心气和顺则舌能辨五味，心气不顺有病状则舌卷短，且颧发赤，影响话语清晰

五官与脏腑的对应关系图

望舌也是面诊的一个独特的察病手段，主要观察舌质和舌苔，舌质可以反映五脏的虚实，舌苔可以察觉外邪侵入的深浅，正常人是淡红舌，薄白苔。异常则有很多种情况，一般从颜色和舌苔两个角度进行综合判断，通常情况下，舌质红主热，舌质淡白主虚、主寒，紫舌主瘀血，黄苔主里证、热证，白苔主表证、寒证，苔黄而厚腻是湿热或痰热，苔薄病情轻，苔厚病情厚，舌苔由薄增厚，表示病进，由厚变薄表示病退。

经络汇于面，面色对应五脏

　　由于人体经络是一个内接五脏六腑、外接肢节皮肤的网络系统，它们之间是相互联系、相互沟通，相互影响的。中医学认为"有诸内，必形于外"，即体内发生的病变，必然会反映到经络。

　　头面位居全身之首，所分布的经脉较为丰富，不仅是全身经脉汇聚之所，也是五脏六腑、精、津液、气血的外荣表现之处。

　　很多经络都经过头部，如督脉起于小腹中，下出会阴，后行于腰背正中，经颈部进入脑内，并由颈沿头部正中线，经头顶、额部、鼻部、上唇到上唇系带处；任脉起于小腹中，下出会阴，沿腹部正中线上行，通过胸部、颈部，到达下唇内，环绕口唇，上至龈交穴，分行至两目下；冲脉起于小腹中，并有一分支沿腹腔前壁挟脐上行，散布于胸中，再向上行，经喉，环绕口唇，可润泽口唇；跷脉则相会于睛明穴；手太阳小肠经循行于听宫穴、颧髎穴；眉冲穴、五处穴属足太阳膀胱经；手阳明大肠经循行经过迎香穴；颊车穴属于足阳明胃经；耳门穴属于手少阳三焦经；上关、听会穴属足少阳胆经。

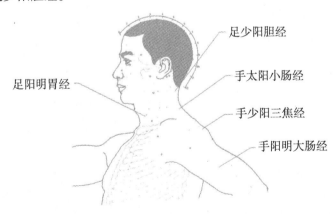

足少阳胆经

手太阳小肠经

手少阳三焦经

手阳明大肠经

足阳明胃经

人的头面是许多经脉的汇聚之地

正因为全身经络汇于面，面部颜色也会由于不同经络的作用而产生青、赤、黄、白、黑之间的微妙差异。这就是所谓的五色诊法，是中医运用阴阳五行学说，按五脏配五行五色的理论，以机体所表现的青、赤、黄、白、黑不同颜色的变化进行疾病诊断的一种方法。

人们的正常面色有主色和客色两种。主色指我们的先天遗传，这种颜色一般终生都不会改变。客色指我们的脸色会随外界环境、自身状况等发生变化，呈现出不同的颜色。《黄帝内经》将面色分为青、赤、黄、白、黑以内应五脏，青色属肝、赤色属心、黄色属脾、白色属肺、黑色属肾，若由正常颜色变成异常颜色，就是病态。正常五色的共同特征是色泽明润，异常五色的共同特征是晦暗不鲜。气色除了在面部按照一定规律分布外，还有色泽的不同，如常色变色、主色客色、浮沉清浊、太过不及、生克顺逆、轻重吉凶、六淫七情、脏腑经络、寒热虚实等，所以在面诊时要注意五色交错合参，不必拘泥五色内应某一脏器之说，应以气血津液的盈虚通滞为其依据，才能提示病变本质。

五色诊法可以用头面、眼鼻、口舌等，通过与五行生克关系，来推断人体内各脏腑的功能状况及其病理变化，具有重要的临床诊断价值。中医认为五色主病，即"色青多为肝病，色赤多为心病，色黄多为脾病，色白多为肺病，色黑多为肾病"。青、赤、黄、白、黑这五种面色的变化既可提示不同脏腑的病变，又能反映病变的不同性质以及不同色泽也对应不同的主症。具体关系见下表：

对映面色	对映五脏	具体变化	征象
面色青	肝脏的病变	肝脏病变时面色常常发生如下变化： 1. 鼻梁中部发暗、发锈，为肝部久病。 2. 两目下发青，面色污浊，像总也洗不干净，为肝病初起。 3. 左面颊特别是靠近鼻梁处出现暗红色，为肝未病将病之时。	主寒、主痛、主惊风、主肝病、瘀血

对映面色	对映五脏	具体变化	征象
面色赤	心脏的病变	心脏有病变时面色常常发生如下变化： 1. 印堂暗红，为心久病。 2. 上下两唇出现赤色为心病初期。 3. 舌卷短、两颧出现界限分明的赤色为心病已久。	主热，亦见于戴阳证
面色黄	脾脏的病变	脾脏有病变时面色常常发生如下变化： 1. 鼻头色暗黄，兼有丘疹，为脾胃病已久。 2. 整个鼻梁色黄为脾病初期。 3. 唇部色泽暗淡，脸部及四肢肌肉松懈下垂，为脾病渐进。	主湿、主脾虚
面色白	肺脏的病变	肺脏有病变时面色常常发生如下变化： 1. 两眉间发暗，为肺部久病。 2. 右侧脸颊，特别是颧骨处发红，为肺有热病，但是在未发将发之时。 3. 肺初病者，特别是初受风邪，在面部表现为两眉上发白。 4. 喘息鼻张者为肺病已久。	主寒、主气血虚、失血
面色黑	肾脏的病变	肾脏有病变时面色常常发生如下变化： 1. 整个面色黧黑垢浊，下眼睑肿，色黑，为肾久病。 2. 下巴暗红色。	主肾虚、主寒、主痛、主瘀血、水饮

面部与脏脏对应分布图

面部反映整体各部位生理信息,使面部成为整体完整的缩影。面部的分属不同的脏腑,是面部望诊的基础。传统的面部脏腑是在《内经》有关脏象、气血、经络颁布的理论基础上形成的。现代面部各部分属,是在生物全息理论指导下形成的,它在面部呈现一个倒置内脏图形,亦即整体内脏在面部的缩影。

《黄帝内经·灵枢》的"五色篇"讲述了颜面对应的五脏六腑的颁布。比如下颌部对应着"肾"等等。

"庭者,首面也;阙上者,咽喉也;阙中者,肺也;下极者,心也;直下者,肝也;肝左者,胆也;下者,脾也;方上者,胃也;中央者,大肠也;挟大肠者,肾也;当肾者,脐也;面王以上者,小肠也;面王以下者,膀胱子处也;颧者,肩也;颧后者,臂也;臂下者,手也;目内眦上者,膺乳也;挟绳而上者,背也;循牙车以下者,股也;中央者,膝也;膝以下者,胫也;当胫以下者,足也;巨分者,股里也;巨屈者,膝膑也。此五脏六腑肢节之部也,各有部分"。

以上这段话说明五脏六腑在面部都有一个对应的反射区,可以从下面这个图看出来。

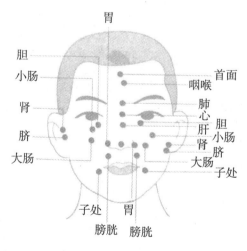

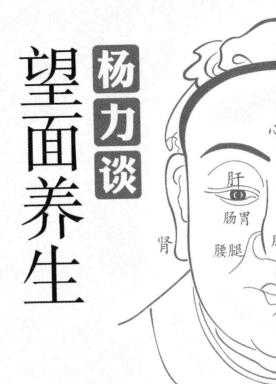

杨力谈
望面养生

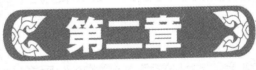
第二章

五种病色提示五脏六腑有恙

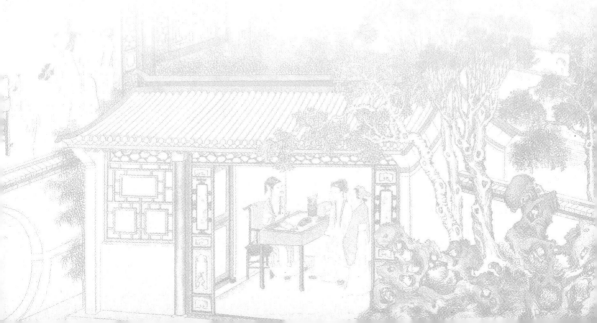

面部青色——淤血内阻、气血不畅，肝胆疾病

肝脏出现问题所表现出来的面色是青色，为足厥阴肝经之本色。面部青色主寒、痛、气滞、瘀血和惊风等。主要是由于体内寒气较重，气血不通；或瘀血内阻，经脉阻滞而成；亦可因疼痛使面部皮肤毛细血管收缩所致。

肝胆疾病

肝胆疾病，面上常出现青色，如目下颜色青白，伴精神抑郁，手指麻痛，小腿转筋，多为肝虚风；面部青色，善怒、胁痛、咽干，多为肝实风；面目青黑，突然不能说话，四肢软弱甚至不能站立的，多为肝虚寒；面青如草则为肝之气已绝。

寒证、痛证

面青带黑，为寒甚痛极。面青而苍白，多属剧痛或休克。小儿夜啼，面色清白，手足俱冷，不思吮乳，曲腰不伸，大便稀溏者，为脾寒之证。

瘀血内阻

面色青灰，口唇青紫，心胸部刺痛，是心阳不振，血行不畅，心血瘀阻。

小儿惊风

小儿高热，面部出现青色，以鼻柱与两眉间及口唇四周较易察见，为将发惊风之征。小儿面青而伴抽搐，是热极生风。

肝强脾弱

妇女面青，必肝强脾弱，少食易怒，月经不调。愤怒、惊恐、受寒也会引起面色青，但不作为病色论之。

一般来说，面部青色多是疾病较为严重的病色，需紧急就医。在日常

生活中也可以按摩一些穴位以养肝疏肝、补养肝血以及赶走体内寒气，来改善面色发青的症状。具体方法如下：

按摩阳陵泉穴，防治肝胆疾病

阳陵泉位于膝下外侧，腓骨小头前下凹陷处，是足少阳胆经合穴，筋之会穴。阳陵泉这个穴位名就是根据其所在部位而命名的。足少阳胆经属阳经，膝外侧属阳，腓骨小头部似陵，陵前下方凹陷处经气象流水入合深似泉，故名"阳陵泉"。

《黄帝内经》上说："胆病者，其寒热者，取阳陵泉"，"筋急，阳陵泉主之。"所以，阳陵泉穴可用来治疗肝胆疾病，还可治疗膝痛。

阳陵泉穴的取穴方法采用仰卧位或侧卧位取穴，仰卧时下肢微屈，在腓骨小头前下方凹陷中取穴。这种方法取穴让人感到舒适，并容易引起经气，得气快，感传好。

阳陵泉穴是防治胆囊炎胆结石的高手。《黄帝内经》上说："合治内腑"，"邪在腑，取之合。"胆附于肝，内藏胆汁，肝与胆互为表里，在病理上相互影响，故肝胆多同病。

由于胆囊炎或胆结石引起的右上腹部剧烈绞痛者，可自己用点压法止痛。方法为：在右小腿外侧腓骨小头附近寻找压痛敏感点，此点多在阳陵泉穴上。此时用大拇指点揉按压此穴，力度要适中，让穴位得气，即产生酸胀感，并持续按揉2分钟以上。

肝胆疾病患者，平时也可经常拨阳陵泉穴，以及阳陵泉穴下约两横指（大拇指指间关节横纹的宽度为一横指）处的胆囊穴，起到保健的作用。

拨阳陵泉穴的方法为：坐位，两手拇指分别按于两侧阳陵泉穴，其余四指辅助，先行按揉该穴1分钟，再用力横向弹拨该穴处肌腱3~5次，以有酸麻感为好。此法可疏肝利胆，调和经气。

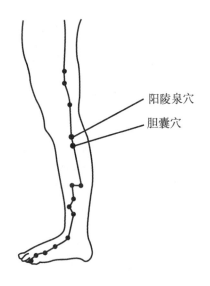

阳陵泉穴、胆囊穴

胆囊炎、胆石症患者平时饮食宜清淡，以少渣、容易消化的饮食；避免吃能够引起腹部胀气的食物与浓烈的调味品；限制高脂肪食物的摄入，保持大便通畅。中医认为六腑以通为用，肝胆湿热，大便秘结时，要养性，放松精神，心情不畅的人可引发或加重此病。另外，还要克服不进早餐的不良习惯，以避免脂肪堆积，进而导致胆结石。

按摩大敦穴，把肝气理顺

大敦穴为足厥阴肝经井穴，具有回阳救逆、温经散寒、理气调血、解痉止痛之功。大敦穴是一个井穴，井穴喻之为水之源头，是经气所发之处。中医有"病在脏者取之井"的说法。因此，此穴可用于治疗相应脏腑病，并具有很强的循经治疗作用。

《玉龙歌》中就记载说："七般疝气取大敦。"《胜玉歌》也道："灸罢大敦除疝气。"此穴疏肝理气作用很强，善治因气郁不舒引起的妇科诸症，如闭经、痛经、崩漏、更年期综合征；同时还是治疗男子阳痿、尿频、尿失禁的要穴。

大敦穴取穴时，可采用正坐或仰卧的姿势，大敦穴在足大拇指（靠第二趾一侧）甲根旁0．1寸处。

按摩大敦穴，能够
疏肝理气、缓解焦
躁情绪

大敦穴

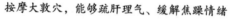

按摩大敦穴，能够疏肝理气、缓解焦躁情绪

　　另外，指压大敦穴能够疏肝理气、缓解焦躁情绪。大敦穴循着肝经路线向上通于眼和脑，因此指压大敦穴能疏肝理气，使头脑清晰、眼睛明亮，更可以保护肝脏。许多人无法早睡，而且醒来时头脑昏沉。整天工作繁忙，感到累，但是躺在床上却无法入睡，早上醒来神不清、气不爽，身体倦怠，一点精神都没有，这种症状在30～40岁的人中非常普遍。那么，每天指压大敦穴就能缓解焦躁，使你神清气爽。

　　具体方法是：睡前泡脚后盘腿端坐，用左手拇指按压右脚大敦穴，左旋按压10次，右旋按压10次。然后用右手按压左脚大敦穴，手法同前。指压时强压7～8秒，才慢慢吐气。

按摩风门穴驱赶体内寒气

风门穴也称热府，在第二胸椎棘突下，督脉旁开1.5寸处。穴居项背，属膀胱。膀胱主一身之表，是风邪入侵的门户，治外感风邪的病症。具有调理气机、宣通肺气的作用，经常按摩此穴位，可以赶走体内寒气，改善面色发青的症状，还可以治疗伤风、咳嗽、发热头痛、恶寒、胸背痛等疾病。按摩时用中指适度按压，早晚各1次，每次按压1~3分钟即可。

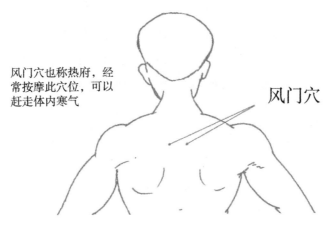

风门穴也称热府，经常按摩此穴位，可以赶走体内寒气

风门穴

风门穴也称热府，经常按摩此穴位，可以赶走体内寒气

面部青色有寒凝血滞之象的人在饮食上宜选择性温的牛肉、羊肉、鹌鹑、桂圆、大枣、乳类、蛋类等。也可酌用桂皮、姜、葱、芥末、胡椒等辛温调味品。吃水果时宜吃温热性的，这类水果包括柑橘、猕猴桃、荔枝、桂圆、石榴、樱桃、榴莲、栗子等。忌用寒凉、生冷食物，如绿豆、苦瓜、西瓜、雪梨、芋头等。

面部黑色——寒证或血瘀，当查肾脏功能

黑色是阴寒水盛之色，肾脏出现问题所表现出来的面色是黑色，为足少阴肾经之本色。面部黑色主肾虚、寒证、痛证、水饮、血瘀。古人按五

行理论，认为水型人面色稍黑、冬季面色稍黑为正常。

中医学认为，面色黑多是因体内阳气不足，寒湿太重，或气血运行不畅、瘀血阻滞所致。面色暗黑多是慢性病的征兆，患肾上腺皮质功能减退症、慢性心肺功能不全、慢性肾功能不全、肝硬化者可出现面色变黑的现象。当面色出现较平常颜色黑的时候，排除种族、工作环境、工作性质导致的面黑外，应及时检查自己的肾脏功能或请医生诊断是否是因身体不适造成，以尽早发现疾病，尽早治疗。

肾病面黑

颧与颜黑为肾。面黑而暗淡，为阳衰阴盛；黑而干焦，多为肾精久耗，虚火灼阴。眼眶周围发黑，往往是肾虚，或有水饮，或为寒湿下注的带下病。面色黧黑而肌肤甲错，属瘀血。心病额见黑色为逆证。

将病之兆

平常人眼下青黑，面色如蒙尘，为将病之兆。眼角或青或黑，主大病将发。面部气色如烟雾，为病将缠身之征。慢性肾上腺皮质功能减退，肝硬化、肝癌晚期，都因黑色素增多，脸色变黑，其棕黑色的面容中尚带青灰色，面色暗而无光。如果前额、两颧、眼睛四周出现褐、黑色点状色素沉着，又融合成大片，边缘不清，为黑变病，多由于长期接触焦油类物质、铅、砷及汞有毒物所致。女性在妊娠期，面、额部可发生棕褐色对称斑块，称为妊娠斑。

一般来说，肾阳虚在症状上多表现为：腰膝冷痛酸软，四肢发冷、畏寒，尤其是腰以下发凉，平时总比别人穿的厚，夜尿频多，精神疲惫，阳痿，水肿，小便清长、失禁或不利，舌淡苔白等阳虚内寒的症状。对于肾阳不足导致的面黑，治疗时宜温补肾阳，如选右归丸、金匮肾气丸，也可以吃狗肉、羊肉、韭菜、泥鳅、鹿茸、肉苁蓉来进行食补；如果肾虚水泛，治疗时宜温肾利水，可选济生肾气丸等，并可以按摩复溜穴以利水养肾。

复溜穴：专治水液代谢失常

复溜穴为肾经腧穴，从字面上的意思来讲，复溜穴就是要让停留的水重新流动起来。当人体内有瘀血时，尿液、汗液和痰湿这些脏东西就会停留在体内不流动了。气血瘀积了，我们就得及时把它疏通。

中医认为，肾主水，肾功能失常会造成人体水液代谢失常。肾虚会造成肾功能失常，"虚则补其母"，而复溜为肾经之金穴，肾为水，金生水，复溜为肾经之母穴，所以这个穴位具有滋补的作用，可以滋阴补肾，专治水液代谢失常。所以，如果你的身体某个部位出现了肿胀，说明是那里给堵住了，这时别忘了咱们的复溜穴，把"水闸"打开了，自然就可以畅通无阻了。

复溜穴位于太溪穴上2寸。取穴时，正坐或者仰卧，该穴位于小腿内侧，脚踝内侧中央上二指宽处，胫骨与跟腱间。

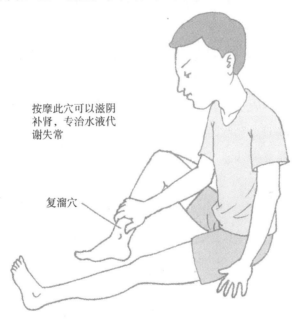

按摩此穴可以滋阴补肾，专治水液代谢失常

复溜穴

按摩此穴可以滋阴补肾，专治水液代谢失常

按摩复溜穴的方法为：用手掌包住脚腕，用大拇指轻轻地按摩复溜穴，至局部有温热感为宜。

另外，再教大家一个非常简便的方法：先找准复溜穴的位置，然后将米粒、绿豆等用胶布固定在穴位上，贴的时候顺便压一压，刺激一下，以免不平整弄得穴位周围的肌肉不舒服。平时没事时，就可以经常按压此穴。绿豆或米粒因约有胶带固定，所以不易移动，按压下去，就会对穴位形成刺激，这比每次都找穴位方便多了。

对于瘀血阻滞或寒凝血滞造成的面黑，在治疗时应采用活血化瘀的方法，如膈下逐瘀汤等。并可以按摩血海穴以达到生血和活血化瘀的目的。

血海穴——通治各种与血有关的疾病

血海穴，海，指脾经所生之血在此聚集，为脾经上的重要穴位之一。古代，人们不经意间发现刺破这个地方就可以祛除人体内的瘀血，因此用它来治疗体内瘀血的病症。其实，它不仅能祛瘀血，还能促生新血，因此才给它起名叫"血海"。

血海穴是保健最常用的穴位之一，能通治各种与血有关的疾病，不管是出血、瘀血，还是贫血、血不下行，都可选用此穴。

血海穴位于大腿内侧，坐在椅子上，将腿绷直，在膝盖内侧会出现一个凹陷下去的地方，在凹陷的上方则有一块隆起的肌肉，顺着这块肌肉摸上去，顶端即是血海穴。

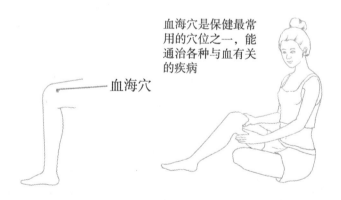

血海穴是保健最常用的穴位之一，能通治各种与血有关的疾病

血海穴

血海穴是保健最常用的穴位之一，能通治各种与血有关的疾病

每天上午的 9~11 时，这个时辰是脾经气血最旺盛的时候，人体的阳气也正处于上升趋势，所以直接按揉血海穴就行了。每一侧 3 分钟，按揉时不要太用力，只要能感觉到穴位有微微的酸胀感即可。

面部红色——阴虚火旺、多阳少阴，小心心脏

心脏出现问题所表现出来的面色是红色，是血液充盈于皮肤脉络所形成的颜色。又因为血得热则行，行则充盈脉络，所以热证多见赤红色。红色主热证，红赤甚为实热，红微赤为虚热。面色发红有满面通红、两颧潮红、面红如妆等区别。

满面通红为实热证

外感发热者，常见于急性热病，如感冒发烧，大叶肺炎等会出现满面通红；胃实热者，常见面色潮红如醉；暑热者为面红耳赤且汗多；面赤潮热谵语，为实热壅结于肠胃，大便干结不通；面赤咽干，咳嗽痰黄者，为热咳。

两颧潮红为虚热证

面部微赤者为虚热，可见面部两侧颧骨稍红，如肺结核患者多会出现颧红唇赤，午后或傍晚低热，体温常在37.5℃~38℃之间；阴虚内热者面色微红娇嫩，午后或入夜低热，有热自骨向外透发的感觉，且伴有盗汗。

两颧紫红应考虑心脏疾病

口唇显示紫蓝色时，表示患有风湿性心脏病二尖瓣狭窄。如果孩子的脸色一直是紫色，特别哭闹时更为明显，剧烈运动后喜欢蹲下，可怀疑患有先天性心脏病。

除以上几种情况外，高血压患者也会因面部毛细血管扩张引起红光满面；红斑狼疮患者的面颊有对称的红斑；煤气中毒者面部呈现樱桃色；中风患者面色正赤，喘而且头痛。

总之，面色红有表、里、虚、实、寒、热之分。面色红以红而明润含蓄为最佳，红且枯槁显露是没有胃气的表现。对面色红的辨证，必须紧密结合患者的症状特点全面考虑，作出正确的判断。

外感风热需辛凉解表

外感风热型实热证，多是由于风热袭表，脉冲受阻所致，属表证。外感邪热的风热表证通常容易发生在春、夏之季。春季多风，气候转温，故风与温热之邪多相兼致病；夏季室外闷热，室内又较为凉爽，室内室外温度不定，也易患病。故春夏之季所见的发热、咳嗽等病，都是属于感受风热之邪所致的表证，也即通常所说的风热感冒。风热感冒系风热之邪侵袭肺卫，致卫表不和，肺失清肃而出现的证候。

风热感冒，除了有苔薄黄，或偶兼薄白苔微黄之症外，还表现为发热重、微恶风、头胀痛、有汗、咽喉红肿疼痛、咳嗽、痰粘或黄、鼻塞黄涕、口渴喜饮等外在表现。

风热感冒属风热之邪犯表、肺气失和所致，热邪在表，在治疗时应选择清热宣肺的辛凉解表药以发散风热，如桑菊感冒片或银翘解毒丸、羚翘解毒丸、羚羊感冒片。在此需注意，不能选用羌活丸、理肺丸，此类药是解表散寒、宣肺止咳，适用于风寒感冒所致的咳嗽，发热恶寒，鼻塞流涕，头痛无汗，肢体酸痛，若风热感冒误用会引起体温升高，咽痛加重。

面色正赤、阳明经热者需清热生津

对于出现面色正赤，持续高热，怕热，出汗，口渴，便秘，舌苔黄燥者多是因为外邪入到体内化热，阳明经热邪炽盛所致，为里证，在治疗的时候应以祛邪扶正、生津增液为主。可选择增液承气汤，以泻热清里，增液润燥。增液承气汤方药组成及服用方法为：玄参30克、麦冬24克、生地24克、大黄9克、芒硝5克，诸药水煎，分两次服用。增液承气汤来自于承气汤加减，本方滋阴增液之中又能泻下热结，对于阳明温病，热结阴亏，大便秘结，口干唇燥，舌苔薄黄而干，脉细数等病症都有很好的疗效。因以方滋阴增液之力较强，对阳明腑实证宜用大承气汤，阳虚便秘者也不宜用本方。另外，泻下剂大都耗损胃气，得效即止，切勿过量使用。

面正赤热盛伤津者，在平日里可选择一些清热解毒、生津止渴的药物，如金银花、连翘、薄荷、金盏银盘、菊花等与绿茶一同饮用。饮食要以清淡为主，少食辛辣、煎炸、熏烤、油腻的食品，多食西瓜、梨、西红柿、萝卜、鲜藕等性凉多汁的食品。

面部白色——气虚血少、阳气较弱，肺有疾

肺部出现问题所表现出来的面色是白色，多是由于气虚血少，阳气比较弱，体内寒气比较盛，气血运行缓慢，或由于失血过多，气血不充足，或寒气盛导致的血管收缩，气血不能上充于面部脉络，从而导致面部呈白色。面色白主寒、主气血虚，是阳气不足的表现。面色发白有面色淡白、苍白、青白等区别，每一种面色所主的病症都不相同。

血虚淡白

因血虚而出现面色淡白的问题，多是因为脾胃虚弱、生化不足、失血过多所致，这样的人外部特征是面色淡白，没有光彩，形体消瘦，时常感到头晕目眩，心悸失眠，手脚发麻，女性还会出现行经量少的现象，唇舌颜色淡，脉象弱。在治疗时应以补血为主。

阳虚面白无光

阳虚所致的面白无光问题多因体内阳气不足、血运不足所致，这样的人外部特征是面白无光，倦怠困乏，没有力气，少言懒语，四肢寒冷，口淡不渴，尿清便溏，唇舌颜色淡，脉象虚弱。在治疗时应以温补阳气、利水为主。

外寒侵袭、阴寒内盛面色苍白发青

面色苍白发青问题多是因体内寒气过重或外寒侵袭所致。外寒侵袭者多面色白，发青，怕寒冷，发热轻，没有汗，浑身疼痛，治疗时宜选择辛温解表药物；阴寒内盛者的外部特征多为面色苍白发青，腹部剧烈疼痛，害怕寒冷、喜欢暖和，口淡却不觉渴，肢体寒冷喜蜷缩而卧，治疗时以温

中散寒为主。

血虚要补血补气

血是人体最宝贵的物质之一，它对内要负责滋养五脏六腑，对外要负责毛发筋骨，是人体维持各项生理活动的基础物质。人只有血气充盈，才能神清气爽、精力充沛；反之，则会表现出血虚体质的种种特征，所以，血虚必须要补血。

血的生成与脾胃的运化功能以及身体气的充足程度有密切的关系，也就是说补血可以从这两方面入手。

养好脾胃是补血的关键，因为脾胃是我们的机体消化吸收饮食的重要器官，也是血液生成的物质来源，因此，在中医上有"脾生血"的说法，也就是说补脾是养血的关键。补脾生血，我们可以通过食物、药物以及经络穴位保健和运动的方法来进行。

但很多时候，补血需要先补气。《血证论·阴阳水火血气论》说："运血者，即是气。"说明血要靠气的推动才能正常运行。另外还有"气为血之帅，血为气之母"之说，意思是指气能生血、气能行血和气能摄血。仅有血而无气的推动，则血凝不行，而成瘀血；仅有气而无血的运载，气就无所依靠，就会涣散不收。这也是为什么很多医家为血虚患者开血药方中，除了阿胶、生地、桂圆等补血药之外还要加上黄芪、党参之类的补气药，因为补血药要在补气药的推动下才能达到最佳的效果。

另外，我们常听到中医上的一种说法，就是"气血两虚"。气虚和血虚常常相伴而行，这是为什么呢？气的产生要靠血的正常运行，血能为气的生成的功能活动提供水谷精微。如果人体中血不足，气便成了"无本之木，无源之水"，自然不能很好地生成运化，气变得虚弱不堪，不能正常地为脏腑器官提供能量，所以人就会出现疲倦乏力等症状了。

气还需要依靠血的流动而运行，正如风的产生是由于有气压差的存在；气的流动是由于有血压差的存在。一旦发生了血虚，气也同样无法随之流往各处，久而久之必然气也虚了，人体就表现出气血双虚的症状了。

气虚和血虚是先后关系，也是因果关系。身体表现也有异同：血虚的人，会因脏腑失去血液的濡养而有头晕眼花、月经量少等特征；单单是气虚，就不会有这些症状。

因此，不管是从血液的运行需要气的推动方面来讲，还是从血虚有可能就已经伴随着气虚的角度来看，对于血虚体质的人来说，补血先要补气。

食养肺气增强免疫力

中医认为，肺为人体十二经脉之始，主气司呼吸。如果肺气虚衰，功能下降，必然导致气机宣降失常，影响呼吸，不仅使人气短喘促，而且易感外邪，引发疾病。所以，补养肺气也是提高免疫力，改善面色的好办法。

中医一向讲究"药食同源"，很重视通过调节饮食提高人体的抗病能力。因此，通过养肺气来达到提高免疫功能的食疗效果是值得肯定的。

不过，人们食用时应首先了解清楚食物的药效，如食用白萝卜，以痰多、咳嗽者较为适宜；食用百合可以养阴清热，滋补精血，以熬粥、煮水饮效果较佳；而荸荠能清热生津，生吃、煮水均可。同时，由于体质不同，所以要对症选食，而且同时要忌食过于辣、咸、腻等食物。

秋季气候干燥易伤肺。如感到口鼻干燥、咽干喉痛，说明燥气消耗人体之津液。秋燥引起肺气虚时，可用百合、薏米、蜂蜜等补益肺气；引起肺阴虚证象时，可用核桃肉、雪梨、藕汁及牛奶、麻仁、海参、鸡肉等滋养。

补虚散寒食疗方

对于因身体气血虚寒所致的面部白色问题，需要补气补血以及驱寒，才能有效改善血虚、体寒、面色苍白的症状。而气血的生成，一要摄入足够的营养物质，二要健运脾胃，提高机体对营养物质的吸收。下面推荐几款补虚散寒食疗方：

清蒸带鱼：取鲜带鱼 400 克，葱 30 克，姜 15 克。带鱼洗净、切段，放入碗中，加入葱段、姜片、色拉油、黄酒、味精少许，上蒸笼蒸 30 分钟，即可。带鱼暖胃补虚，健脾润肤；生姜、葱，辛温散寒，理气通窍。三者合用，有补虚散寒的作用。

当归生姜羊肉汤：羊肉 200 克，当归 15 克、生姜 15 克。羊肉洗净，切小块，当归、生姜切片，将三味一起放入锅中，加适量水煮汤，羊肉熟烂后，调入猪油、葱花、胡椒粉、食盐、味精，即可。饮汤食肉。此汤有补血调血、散寒开胃、益气健脾、温经止痛之功效，适用于月经不调、产后血虚腹疼、寒凝气滞所致的胸闷腹疼、四肢不温、倦怠少气、食欲不振等妇科疾病。

四物炖鸡汤：母鸡一只约 800 克，当归 10 克、川芎 9 克、芍药 12 克、熟地 12 克，料酒、盐适量，将母鸡宰杀干净，切块或整只都可，将四种药物放入砂锅内和鸡一起炖煮 1 个小时至鸡肉熟烂，放入盐和料酒调味再煮 10 分钟即可。此汤具有养血、调血之功效，适合血虚体质者及女性月经不调、痛经者食用。

附子木瓜羊肉汤：羊肉 50 克，木瓜 100 克，粳米 50 克，厚朴 10 克，附子 6 克，甘草 3 克，生姜 3 片，红枣 5 枚。羊肉洗净切小块，木瓜去皮、去籽切小块，先将附子在锅内用清水煮 30 分钟，然后将其他材料一同放入锅内，大火煮沸，然后用小火煨 1 个小时，即可食用。可每天早晚食用。此道食疗方中羊肉有温补脾肾、补虚劳、祛寒冷的功效；厚朴有燥湿消痰、健脾益胃的功效；附子可补火助阳、散寒止痛，能治疗水肿、肢冷脉微、风寒湿痹等症；生姜可祛湿散寒、健脾暖胃、温肺除痰；甘草、红枣可调和诸药，益脾养肾和中。

按摩小海穴调理气血

小海穴，是小肠经上的穴位，具有活血通络、润肠补气的作用，经常按摩此穴位，可以调理气血，改善面色，还可以治疗肘臂疼痛、癫痫等疾病。

此穴位在人体的肘内侧，当尺骨鹰嘴与肱骨内上髁之间凹陷处。用手一拨动，手指就会发麻就找着这个穴（小海）了。手指怎么拨动也不发麻，证明这条经络有点虚弱了，气血不通了，心脏供血能力差，所以小肠经也是心脏的一个晴雨表，小肠经传导差就证明心脏供血能力弱了。按摩这个小海，拨动它，增加它的传导力也可以增强心脏供血的力量。

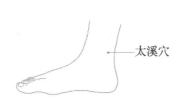

位于足内侧，内踝后方与脚跟骨筋腱之间的凹陷处。也就是说在脚的内踝与跟腱之间的凹陷处。双测对称，也就是两个。

太溪穴

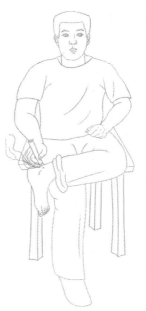

按摩小海穴，可以调理气血，改善面色

每天早晚用拇指指腹适度按压此穴 1 ~ 3 分钟。

血虚体质者在按摩小海穴时，还可配合血海穴、关元、气海、足三里等穴位，对补气养血也有一定的辅助作用。

面部黄色——脾虚、有湿，脾胃不和

脾部出现问题所表现出来的面色为黄色，为足太阴脾经之本色。主脾虚、湿证。面部黄色有萎黄和鲜黄之分。萎黄多是由于脾虚导致体内营养缺乏，或有湿邪困扰在体内，脾失去对体内营养物质的运输功能所致的脾胃气血不足不能上荣于面部所致；鲜黄如橘皮色者，属阳黄，为体内湿热熏蒸所致；如黄而晦暗如烟熏者，属阴黄，为寒湿郁阻所致。也有的人因嗜食某种食物而致面色偏黄，在停止食用一段时间后皮肤颜色会逐渐转变为正常，这需要和病色有所区别。另外，像肝胆疾病患者也会出现面部、眼睛以及全身皮肤都发黄的现象。

营养不良面色萎黄

营养不良面黄多是由于失血过多，或者脾胃虚弱，生化不足，七情过伤，营血暗耗所致。这样的人多会出现头晕目眩，心悸失眠，肢体麻木，女性月经量少，经期推迟或者闭经的现象。治疗时以益气养血为主。

脾虚湿阻面色萎黄

此种面黄多是由于脾虚、水湿停滞所致。这样的人外部特征为面色萎黄，面部、肢体浮肿，四肢困重，吃一点东西就会腹胀，倦怠乏力，说话的声音多重浊，尿少便溏。治疗时应以健脾利湿为主。

脾胃不和面色萎黄

此种面黄多是由于脾胃气虚、运化失调、气血化生不足、肌肤失去营养所致。这样的人通常面色萎黄，没有食欲，吃东西以后会肚子胀，浑身倦怠乏力、懒言少语，大便溏薄。治疗时应以益气健脾为主。

薏米红豆汤，除脾湿、健脾胃

红豆和薏米合用，既可以祛湿，又可以健脾胃，而且还具有良好的减肥功效，非常适合脾虚湿阻面色萎黄的人食用。

从中医上来讲，脾是主运化的，胃是主受纳的。如果病症中表现为泻，是与脾有关系；表现为吐，是与胃有关系。脾与胃之间的关系，可以这样描述：胃是一个粮仓，我们所吃的任何东西，都保存在里面；而脾则是一家物流运输公司，主要的工作就是将粮仓（也就是胃）里的东西，合理地、适当地、有条不紊地运输到身体需要的部位去。如果"运输"功能失调，也就是说物流这个功能出现了问题，就可能形成"脾湿"。

脾湿产生的原因是多方面的，一是因为压力，由于现代社会竞争激烈，人们要承受越来越多的精神压力，有的是因为工作紧张；有的是想去自己创业，欲望过强、过高等等；二是不良的饮食习惯，如吃饭过快或过饱；三是运动量过少。这些原因都容易给消化带来负担，使运化失调，导致摄入和排出不成正比，久而久之，湿邪便会积存于体内。

有脾湿的人，一般会出现腹泻、胸闷气短、胃部满闷不舒、食欲不振、饮食减少、身体困重、神疲乏力、昏昏欲睡、小便混浊、女性白带增多等症状，舌苔较厚而黏腻。祛除体内的湿气，方法非常简单，只需两个"药"。这两个药能当茶喝，能当饭吃，而且能解决问题，它们就是薏米和红豆，薏米与红豆一起煮汤是治湿邪最好的药。

薏米，也叫"薏苡"或"薏苡仁"，性微寒，味甘、淡，入脾、胃、肺经，有健脾利水、利湿除痹、清热排脓、清利湿热之功效，适用于泄泻、筋脉拘挛、屈伸不利、水肿、脚气、肠痈、淋浊、白带等症。薏米中含有多种维生素和矿物质，有促进新陈代谢和减少胃肠负担的作用。薏米中含有一定的维生素 E，维生素 E 有美容的作用，女性朋友经常食用，可以保持皮肤光泽细腻，消除粉刺、色斑，改善肤色。

红豆也有明显的利水、消肿、健脾胃的功效。由于它是红色的，红色入心，因此它还能补心。所以，如果红豆与薏米合用煮汤，既能祛湿、健脾胃，又能补心，还具有良好的减肥、美白的效果。

薏米红豆汤的做法很简单，即取生薏米 20 克，红豆 30 克，将二者洗净浸约半日；薏米放入锅，加适量水，煮至半软后，加入红豆，一起煮熟，加入适量冰糖，待冰糖溶解后，即可。薏米红豆汤不会发稠，煮好后下面是薏米和红豆，上面是淡红色的汤，薏米和红豆的有效成分大部分都在汤里。

需要注意的是，很多人在熬薏米红小豆汤时，会加上一把大米，认为这样味道更美。的确，在煮汤时加上大米，味道会更好，但祛湿减肥的效果可能就差了。为什么呢？红豆和薏米都是祛湿的，本身不含湿，所以它们能把人体的湿给除掉，一旦加进去大米，大米长在水里，含有湿气，就等于加进去了湿气。因此，三者合用，功效会大打折扣。

脾失健运，虚胖的人要健脾

面黄虚浮的人，被称为黄胖，多是脾气虚弱，湿邪内阻所致。这种人平时进食较多肥厚、油腻、煎炸之品，这些难以消化的肥厚油腻食物一是影响脾胃的运化，二是容易在体内转化为不被人体所吸收的痰湿之物。

中医认为，痰湿之生，与脾的关系最为密切。这是因为脾的主要生理功能是运化，一为运化饮食，二为运化水湿。若饥饱无度，过食生冷，均可影响脾脏的运化功能，导致饮食停滞，水湿不化，在体内聚湿成痰，形成痰湿体质。

这样的人一方面表现出体形肥胖、身体壮硕，肚子一天比一天大，另一方面又因痰湿内阻，气血生成不足，脏腑组织不能得到足够的水谷精微之气，故胖人虽体形胖大，但常常是形有余而力不足，稍加运动即呼呼带喘，也就是"外强中干"，或者称"形盛气虚"的虚胖表象。

因此，朱丹溪在《丹溪治法心要》中首先提出："肥白人多痰湿的"的观点，认为肥胖是痰湿体质者的特征之一。痰湿体质除先天遗传之外，喜欢吃甜食肥腻不爱运动的人发胖后很容易变成痰湿质。还有一些病后虚胖的人往往也是这种体质。

痰湿肥胖因痰湿蓄积于肌肤之中，其形体虚胖肥肿超乎常人。许多痰湿体质者都为满身的赘肉苦恼不已，也用过多种方式减肥，如节食、喝减肥茶、针灸、按摩等，但都收效甚微。其实，对于痰湿肥胖者，最好的办法是祛痰化湿、健脾利水，以消除体内多余的水分，增强脾胃的运化功能，使肌肉强健有力，重塑形体。以下推荐三款饮食减肥方可搭配使用：

化痰祛脂的半夏山药粥：淮山药 30 克（研细末）、制半夏 10 克，将制半夏用温水洗净，砂锅内煎煮 40 分钟，去渣留汁，调入山药粉，再煮沸 2~3 次，加适量白糖调匀即可，空腹食用，半夏可湿化痰饮，山药能健脾益气，常饮此粥可使脾气健运，水湿得化，断其生痰之源。

健脾消食的胡萝卜淮山内金汤：胡萝卜 200 克、淮山药 30 克、鸡内金 15 克、红糖适量，将胡萝卜、淮山药洗净切块，与鸡内金同煮 30 分钟后，加红糖调味饮服，胡萝卜、鸡内金、山药等健脾消食之品，能够调节痰湿肥胖者的脾胃升降功能，使之功能正常，运化正常。

健脾利湿的荷叶粥：取鲜荷叶 1 张、粳米 100 克，冰糖适量，将粳米洗净后，加水用大火煮沸 10 分钟后，加入切碎的荷叶，转小火熬煮 15 分钟，放入冰糖即可食用，每日早晚各食用 1 次。荷叶粥能够起到消脂减肥、健脾养胃、祛湿利水、消痰的效果。

另外，痰湿体质肥胖者，多身重易倦，故应长期坚持体育锻炼。一切针对单纯性肥胖的体育健身方法都适合痰湿体质的人。如散步、慢跑、球类、游泳、武术、八段锦、五禽戏，以及各种舞蹈等各种小强度，时间长的全身性有氧运动均可选择。运动时间应当在下午 2 点 ~4 点阳气极盛之时，运动环境温暖宜人。对于体重超重，陆地运动能力极差的人，应当进行游泳锻炼，使疏松的皮肉逐渐转变成结实、致密。

巳时叩穴步行养脾胃

巳时是指上午 9 时至 11 时，这个时候是脾经当令。脾是主运化的，早上吃的饭在这个时候开始运化。我们的胃就像一口锅，吃了饭怎么消化？那就靠动，迈开双腿。另外，脾主肌肉，此时锻炼不光养脾胃，促消化，而且运动的过程中肌肉的能量得到了消耗，就会迫使脾输送更多的营养过来，这样一来，脾的运化功能越来越强，输送营养充足。脾为中土，灌溉四方，生养万物，五脏六腑也会因得到足够的滋养而强壮，疾病自然也就无立足之地了。

有一位百岁老人，身康体健，腿脚灵便，吃得香睡得甜。每天清晨都会在公园出现。一天，有好奇者向老人请教健身长寿之法，答曰："多走路。"经再三讨教，老先生道出其锻炼近 50 年的"叩击穴位步行法"，就是边走边叩击穴位，此法简便易行，老少皆宜，能通过穴位疏通经络，畅通气血，既可以预防和改变"步履沉重"的形态，又有利于调和内脏，濡养全身，防病治病。

叩击穴位步行法，主要叩击脾胃经上的足三里、三阴交、血海三个大穴。具体方法如下：

叩击足三里法。足三里在外膝眼下 3 寸，胫骨外大筋内，如将手掌按在膝盖上，手指抚于膝下胫骨时，离胫骨外一横指，中指尖处即是。叩击方法是在左脚着地站稳的瞬间，用右脚的足跟由前面绕过，叩击左腿的足三里穴位，同样的，用左脚的足跟叩击右腿的足三里穴位，轮换叩击前行。

叩击三阴交法。三阴交穴位于内踝尖上3寸、胫骨内侧缘后方。方法是用一只腿的足内侧叩击另一只腿的三阴交穴。两腿交换做。

叩击血海法。血海穴位于大腿内侧，在膝盖骨内缘上2寸处。叩穴步行时，高抬膝，用同侧手掌半握拳叩之。左右腿交换，边行边叩击，注意尽可能做到用高抬膝去迎击手掌。

巳时脾经当令，叩穴养脾胃

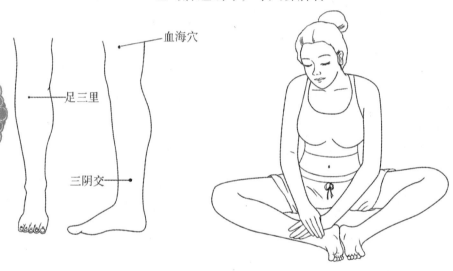

巳时脾经当令，叩穴养脾胃

叩穴步行法，可根据自己的身体状况，选择上述穴位中1~3个穴位，走一步叩一下，连做3~5分钟，逐渐增至10分钟。叩击的轻重和次数自行掌握。

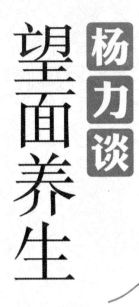

杨力谈
望面养生

肝
肠胃
腰腿
肾

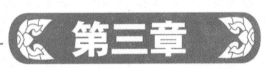

第三章

外感六淫内伤五邪，
看疾病如何决定你的面容

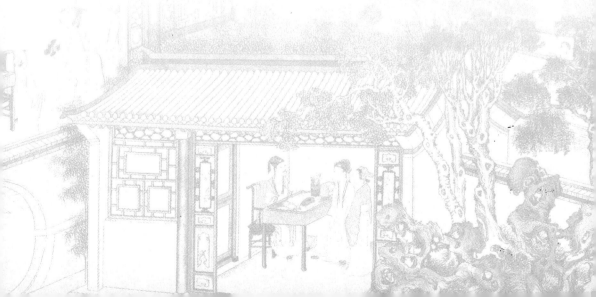

风邪：风为百病之长，最易侵犯头面部

中医理论认为，风是属于阳邪，而我们头面部，是属于阳位，有句话说"风邪，阳邪，易袭阳位"，因此，风邪最易侵袭人的头面部。

中医学认为，春季的气候特征是风气为主令，风邪致病多见于春季，但当其太过、不及时，四季均可使人患病。风邪既可以单独作为致病因素，也常与其他邪气兼夹为病。《黄帝内经》说："风者，百病之始也。"而中医所讲的风邪又有"外风""内风"之分，"外风"容易侵袭人体的头面部而造成感冒、颈部酸痛、口眼歪斜等疾病。"内风"则容易引起头痛、眩晕、抽搐、震颤等一系列症状。其中，感冒、颈部酸痛、头痛和眩晕最为常见。总结说来，当风邪侵袭人体之后，一般会产生下述病理变化：

一是伤人上部，如伤风感冒中常见的头颈疼痛、鼻塞、流涕、咽喉痒疼等症状。

二是病变范围广，风邪变化无定，上下窜扰，逆上可直达额顶，犯下可侵腰膝胫腓。

三是"风胜则动"，其症以动为特点，故凡见肢体运动异常，如抽搐、痉挛、颤抖、蠕动，甚至角弓反张、颈项强直等症往往责之于风，而列为风病。

四是兼杂为病，即之风邪常与其他邪气相兼合并侵入人体。风邪常与湿邪一起侵袭脾土，往往可见消化不良、腹胀、腹泻等脾胃受损的症状，如果与热结合则为风热，与寒结合则为风寒，或风寒湿三气杂至而侵袭人体，即人们常说的风热外感、风寒外感、风湿痹痛等。此外，风还可与体内之病理产物如痰相结合而成风痰，风痰上犯又可引起种种病症。

祛风通络佳品——桂枝汤

这里的桂枝是桂树的枝条，它可以发汗解肌、温经通脉、助阳化气、散寒止痛，是中医里祛风药物中用得最多的药物。其实，中医经典名著《伤寒论》早就记载了被用作治疗伤寒的良方——桂枝汤，此方由桂枝、芍药、炙甘草、生姜、红枣五味药组成，凡是受了风邪者，都可以饮用。

除了桂枝，还有好多祛风功效都很显著的药物。比如，"天麻可以能止风虚眩晕、通血脉九窍"，是历代本草中的上品，最早见于《神农本草经》。不过天麻是较为名贵的药材品种，选购时一定要看仔细，那些带有本色，皮呈暗黄色，半透明略显黑，没有残状或是虫眼的才是上品。

风邪侵扰，保护好四穴

风邪入侵身体，最先遭殃的是人体左边的厥阴经——手厥阴心包经和足厥阴肝经，而厥阴经荥穴管辖的范围是风邪最易盘踞的地方。这时，一定要保护好人体的四个穴位——劳宫穴、行间穴、经渠穴、商丘穴。

劳宫穴在手厥阴心包经上，可以"代君受邪"，邪气一旦侵心，在此处施以一定程度的刺激，就能尽到保护心包经的职责。先把拳头握起，中指指头尖正对着的那个地方就是这个穴位。行间穴在足厥阴肝经上，这个穴位的功劳像它的名字一样，可以让肝经的水湿风气由此顺传而上。行间穴位于足背侧，第一二脚趾之间交界处，操作方法是用双手指腹端按压此穴，以有酸胀感为宜。

杨力谈望面养生

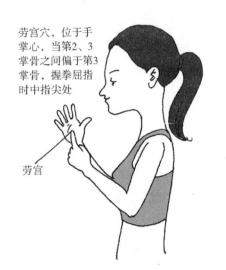

劳宫穴，位于手掌心，当第2、3掌骨之间偏于第3掌骨，握拳屈指时中指尖处

劳宫

劳宫穴，位于手掌心，当第2、3掌骨之间偏于第3掌骨，握拳屈指时中指尖处

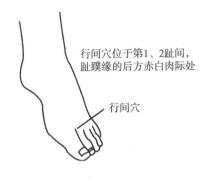

行间穴位于第1、2趾间，趾蹼缘的后方赤白肉际处

行间穴

行间穴，位于足背侧，当第1、2趾间，趾蹼缘的后方赤白肉际处

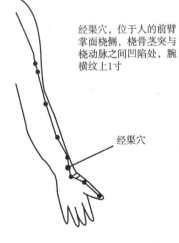

经渠穴，位于人的前臂掌面桡侧，桡骨茎突与桡动脉之间凹陷处，腕横纹上1寸

经渠穴

经渠穴，位于人的前臂掌面桡侧，桡骨茎突与桡动脉之间凹陷处，腕横纹上1寸

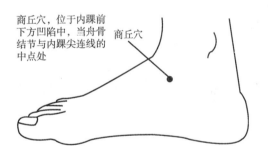

商丘穴，位于内踝前下方凹陷中，当舟骨结节与内踝尖连线的中点处

商丘穴

商丘穴，位于内踝前下方凹陷中，当舟骨结节与内踝尖连线的中点处

问题在于当风邪入侵时，不单单会影响厥阴经，就连运行湿土之气、属土的太阴经（手太阴肺经和足太阴脾经）都会受到牵连，往往是太阴经左侧的经穴——经渠穴和商丘穴先出问题。这是因为风属"木"，木克土，如果不保护好太阴经，先前所作的努力都会白费，这对抵抗风邪的干扰是

非常有必要的。操作方法也很简单，每天坚持按揉经渠穴、商丘穴各5分钟，直到不酸不疼为止。

风池穴可治风邪引起的疾患

春季属木，在天为风，在脏为肝，本是风邪多发之日。加之气温乍暖还寒，人们更易受风邪的侵扰。风池穴是足少阳胆经的重要穴位，也是胆经与阳维脉的交会穴，有疏风解表、平抑肝阳、疏筋通脉、活血止痛、清利头目的功能。风池为风邪聚集的要塞，故以风池命之。风邪在此易化热，又称热府，善用风池穴可以治疗一切风邪侵袭引起的病变。

风池穴位于后颈部，在后脑勺下方颈窝的两侧，由颈窝往外约两个拇指的左右即是，与耳垂齐平。找这个穴位时，双手四指分开，放在头后上部，这时两个拇指正好在头颈部两侧的凹陷处，即风池穴。

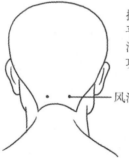

在头额后面大筋的两旁与耳垂平行处。与风府宋相平，胸锁乳突肌与斜方肌上端之间的凹陷处。

按摩此穴有疏风解表、平抑肝阳、疏筋通脉、活血止痛、清利头目的功能

风池穴

按摩此穴有疏风解表、平抑肝阳、疏筋通脉、活血止痛、清利头目的功能

按摩风池穴治感冒

风池能疏风解表，善于治疗感冒。按摩时，可用双手食指、中指分别按住风池穴，用力按压至稍感酸胀，并有发热感，每天坚持，就能收到很好的效果。其中风寒感冒时（发热轻、无汗、鼻塞流清涕）加按太阳穴来通阳散寒；风热感冒时（发热重、有汗、鼻塞黄涕）加搓鱼际穴。

按摩风池穴治头痛

头为诸阳之会，又为髓海之所在，头部经络通畅、气血供应正常，使髓海得以充养。而紧张性头痛、血管神经性偏头痛、青少年性头痛及功能性头痛，中医认为是经脉瘀滞，气血运行不畅，不通则痛所致。

风池穴具有通畅气血、疏通经络的功能，有止痛作用迅速、效果良好能特点。因此，点按风池穴可迅速止痛。具体方法是：用食指和拇指由轻到重揉 100 次，双手握拳以食指 2 ～ 3 指骨关节部位点按风池穴 10 次，每次点按穴位以得气为度，即感受到酸胀感。

按摩风池穴治眩晕

"诸风掉眩皆属于肝"，眩晕多属肝旺脾虚、痰湿中阻、气逆犯窍所致。风池穴具有平抑肝阳、清热降火、通畅气血的功能，因此用拇指、食指抓住两侧风池穴，往头的内部方向按压，并上下滑行颈部按摩。按压 100 次左右，至有发热感，每天重复几次，有治疗眩晕的作用。

为了增加功效，实证时加按太冲穴，风池配太冲清肝泻火、平抑肝阳，眩晕得平。虚证时加按百会穴、肝俞穴，以益气养血来定眩。

按摩风池穴治疗颈椎病

长期伏案工作使越来越多的人患上颈椎病。按揉风池能舒筋通脉、活血止痛，缓解颈部肌肉紧张，对颈椎病、颈项痉挛均有效。具体的按揉方法是，用拇指使劲按压风池穴直到有酸胀感，然后缓缓揉动。

每次在低头伏案后按揉 5 分钟，可以很好地改善脑部血液循环，使得头脑清醒，消除头晕、头闷等症状。其中，治疗颈项痉挛时还可加按肩井穴（位于肩部最高处，乳头正上方与肩线交接处）。

强硬舌、歪斜舌、颤动舌多与风邪有关

强硬舌是指舌体既不肿胀、也不缩小，而活动强硬，失去平时柔和灵活的一种征象，也称"舌强"。由于舌体僵硬转动不灵，说话常含糊不清，不能连贯。

强硬舌主热入心包、高热伤津、痰浊内阻、中风、中风后遗症等。

若舌体强硬而舌色红绛少津，多见于热邪炽盛者；若是舌体强硬伴舌胖大而舌苔厚腻的，多见于风痰阻络；若舌体强硬并伴有肢体麻木、眩晕的，是中风之先兆，伴语言不清、半身不遂的，则为中风后遗症。

现代医学认为，舌体强硬往往是中枢神经系统出了故障，发现此种舌象多见于流行性乙型脑炎、高热昏迷、肝昏迷、脑血管意外、脑震荡及脑挫伤等病的患者。少数因舌上局部因素，如严重的舌溃疡或舌上有干硬的厚苔堆积而使舌体转动不灵活，但容易与中枢神经病变引起的强硬舌相区别。

歪斜舌是指舌头伸出时，舌尖偏向一侧，或左或右。大多是由于肝风内动、夹痰夹瘀，痰瘀阻滞一侧经络，受阻侧舌肌麻痹，无力收缩，稍一伸长，舌体就两侧不均而偏歪，所以左侧舌肌麻痹时舌尖就向左，右侧舌肌麻痹则舌尖偏向右。

歪斜舌主中风或中风先兆。舌歪斜，舌体紫红，起病急者，多为肝风发痉；舌歪斜，舌体淡红，病态缓和者，多为中风偏枯。

歪斜舌常见于脑血管意外、面部神经麻痹，以及舌下神经麻痹等神经系统损害。脑血管意外病属危急重症，可危及生命，或出现半身不遂、口舌歪斜、言语不利等后遗症，严重影响生活质量。因此，对于不明原因的舌歪斜，应提高警惕，及时送医救治。

颤动舌是指舌体伸出时出现不自主的颤动，不能自主。

久病舌颤，蠕蠕微动，多属气血两虚或阴虚。外感热病出现舌体颤动，多属热极生风。因肝阳上亢、热盛动风致舌体颤动的，多兼见舌色红绛；因气虚者致舌体颤动的，多兼见舌色淡白。

舌体颤动可见于高热，甲状腺功能亢进、高血压及某些神经系统疾病。

寒邪：外寒面冷身凉，内寒清谷下利

寒邪是指寒气入侵人体引发的病邪，会使人体气血津液运行迟滞，甚至凝结不通，从而出现各种疼痛的症状。寒邪有内外之分。体内阴虚寒盛，就会"阳消阴长"从而产生内寒。我们可以用排除法区分，外寒一般很好认，一是表示外感风寒，即寒邪侵表，阳气不得宣通透泄，可致面冷身凉、恶寒、发热、无汗、头痛、身痛等症状；另外一种是指体表阳气不足，形寒怕冷。排除外寒就是内寒了。内寒多在冬天气温骤变时致病，因外感风寒后，寒邪伤阳气，阳虚则寒，虽也可见到面色（白光）白、畏寒肢冷、舌淡、脉迟等寒象，但还有喜静蜷卧、小便清长、下利清谷等表现。

舌青寒凝血滞，温阳祛寒为重

寒为阴邪，阴寒而内盛，阳气郁而不宣，气血凝滞，故舌见青色。《黄帝内经》中有这样的论述："血得温而行，遇寒则凝。"这就像冬天来了，河水流速会减慢，甚至结冰。当人受寒，寒气侵入身体，血液就会流通缓慢，会沉积下来，形成淤滞，这就是寒凝血滞。因此，中医说青舌是内寒和瘀血的象征，全舌呈青色，是寒邪侵入体内，阳气郁滞、局部血液凝固的表现；而舌两边发青，往往是体内有瘀血的表现。

中医所讲的"寒"有"外寒"和"内寒"之分。导致血瘀的寒既可以是六淫之"外寒"，即指环境温度的降低，如有时人们一觉醒来就会发现瘀青，这可能就是夜里着凉，受了外寒，同样道理，长期居住在寒冷地区的人也容易形成瘀血体质，就是因为寒邪侵入血脉，形成瘀血；也可能是"内寒"，比如心、脑血管病很多都是"内寒"所致。

寒凝血滞的舌象为舌质色青，舌面略带润滑，另外还有恶寒喜蜷卧，口不见渴，四肢痉挛，手足指甲唇色皆青，容易呕吐腹痛，或出现消化不良，脉沉迟而无力的症状出现。在治疗时应以温阳祛寒为重，其方可选四逆汤、附子理中汤、吴茱萸汤等。根据"寒者热之"的原则，寒凝血滞之象的人在饮食上宜选择性温的牛肉、羊肉、鹌鹑、桂圆、大枣、乳类、蛋类等。也可酌用桂皮、姜、葱、芥末、胡椒等辛温调味品。吃水果时宜吃温热性的，这类水果包括柑橘、猕猴桃、荔枝、桂圆、石榴、樱桃、榴莲、栗子等。忌用寒凉、生冷食物，如绿豆、苦瓜、西瓜、雪梨、芋头等。

青舌之人宜在向阳温暖的房间内活动休息，多加衣被，注意保暖，忌着凉、忌冒雨、涉水等寒冷刺激，宜心情愉快，情绪乐观，忌精神紧张刺激和忧愁思虑。

薄黄苔也可能是寒邪入里所致

薄黄苔多与红舌出现，常见于感受风温、风热之邪和，引起发热病症的初期阶段，表现为发热，甚至高热，稍有怕风、怕冷、鼻塞喷嚏，流稠涕，汗出口干，咽喉肿痛，咳嗽痰黄的风热表证症状。可见于病毒性感冒、急性扁桃体炎、鼻炎、急性气管炎等。

另外，薄黄苔还是提示表邪入里的舌象。

一般来说，像风热感冒之类的表热证多因感受风热、风温之邪而发病，但也有很大一部分感受风寒之邪，延误治疗，郁而化火，或体质偏阳气盛者，转化为表热证。如在生活中，有一些人素日体质健壮，感受外寒时，或不当一回事，或治疗不及时，当寒邪由表入里化热，就会出现淡红舌黄白苔。这是因为风寒由表入里，由肺入胃，舌心属胃质本黄，故邪入胃腑则显舌心黄苔。如果黄苔进一步发展转成灰黑苔，则是病情恶化预后不良。这也说明久病迁延不愈，则容易酿成大病，提醒大家有病要及时就医，不要抱着扛扛就过去了的侥幸念头。

对于外感风寒，化热入里，出现发热重，恶寒轻，无汗头痛，目疼鼻干，心烦不眠，咽干耳聋，眼眶痛，舌苔薄黄，脉浮微洪等症状者，可以选用柴葛解肌汤解肌清热。**柴葛解肌汤**组成及服用方法为：柴胡12克、干葛9克、甘草3克、黄芩、9克、羌活6克、白芷6克、芍药6克、桔梗6克，诸药加生姜3片，大枣2枚，石膏12克，水煎早晚温热服用。

柴葛解肌汤温清并用，侧重于辛凉清热；表里同治，侧重于疏泄透散，将邪热向外疏导。在服用时需要注意的是，它和一般辛凉解表以治风热表证之方，当有区别，如果寒未入里，用此汤容易引邪入里，加重病情，对于大便秘结者也不宜使用本方。

舌苔薄黄，发热重，恶寒清，是辨别寒邪是否入里化热的辩证重点。

肾阳虚者多为寒证

中医认为，肾无实证，因此肾虚主要分为肾阳虚和肾阴虚。

肾阳虚的症状主要表现为腰酸、四肢发冷、畏寒，甚至还有水肿，也就是说表现为"寒"的症状，阳虚则外寒。一般来说，性功能不好的人也会导致肾阳虚。肾阳虚的人平时可多吃点金匮肾气丸或左归丸加减：熟地、菟丝子、杜仲、肉桂、制附子、山药、枸杞子、山茱萸、制首乌、香附、枳实、山楂、荷叶、桑寄生、女贞子、鹿角胶。**肾阴虚的症状主要表现为"热"，阴虚则内热，主要有腰酸、燥热、盗汗、虚汗、头晕、耳鸣等。**肾阴虚的人平时可多吃点六味地黄丸或左归丸化裁：熟地、丹皮、山茱萸、山药、泽泻、山楂、龟胶、菟丝子、女贞子、旱莲草、天冬、莱菔子、当归、枳实、荷叶。

在生活中养肾的方法也很多，以下是通过自我按摩养精益肾的几种方法：

1. **"鸣天鼓，叩天钟"**：古人有"入暮鸣天鼓，晨起叩天钟"的说法，即晚上用两手掌心紧贴两耳，十指按抱后脑，然后有节奏的用食指尖弹向枕骨凹陷处。每次左右各弹50下，早晚各一次，对眩晕耳鸣、健忘、思维能力减退等症有一定疗效；早上起床时，上下齿叩击36次，叩击时将口水吞咽下去，有健齿益肾的功效。

2. **吞津填肾津法**：有肾病或肾亏的人，可以静心呼吸，然后用舌头搅拌舌下的唾液，并徐徐下咽，称为吞津填肾津法。古籍《红炉点雪》中还从生理角度阐明唾液有如此养生之功的原因，说："津（唾液）即咽下，在心化血，在肝明目，有脾养神，有肺养气，在肾生精，自然百骸调畅，诸病不生。"吞津填肾津法很简单：用舌头贴着上下牙床、牙龈、牙面来回搅动，顺时针9次，逆时针9次；当感觉口中有唾液分泌时，不要马上咽下，继续搅动，待唾液满口（刚开始做时，可能唾液不多，久久习练就会增多），用口中的唾液漱口（也叫鼓漱）36次；最后将唾液分三小口慢慢咽下，感觉汩汩有声，一直滋润到下腹部。这套养生法可以在早晨起床后、午饭后、睡觉前各做一次，每次做 3 分钟左右，站立、坐着均可。

3. **腹压按摩**：端坐椅上，吸气之后用力憋气 3 ~ 5 秒，同时收缩腹肌增加腹部压力，如此反复有节奏地进行锻炼。此法可利用腹压的升高和降低来挤压按摩肾脏，对肾脏也是一种有节奏的冲击，有补肾固精、通经活血之效。

4. **要补肾就要多按摩肾经穴位。**在肾经上，涌泉穴是一个著名的穴位，它直通肾经，脚心的脚泉穴法是浊气下降的地方。经常按摩涌泉穴，可益精补肾，强身健康，防止早衰，并能舒肝明目，促进睡眠，对肾亏引起的眩晕、失眠、耳鸣、咯血、鼻塞、头痛等有一定的疗效。按摩的具体方法是：每天在临睡前用 40 度左右的温水泡脚，再用手互相擦热后，用左手心按摩右脚心，右手心按摩左脚心，每次 100 下以上，以搓热双脚为宜。此法有强肾滋阴降火之功效。

5. **缩肛益肾：**任何时间、任何地方，当然鸟语花香的场景更好，你可以全身放松，自然地呼吸：呼气时

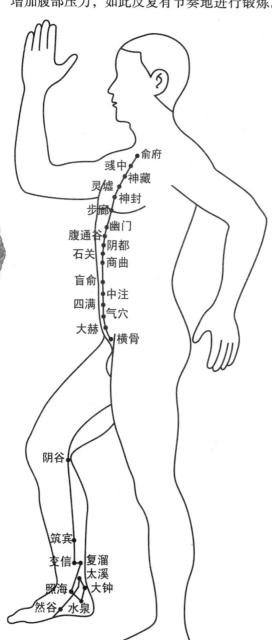

俞府
彧中　神藏
灵墟　神封
步廊
幽门
腹通谷　阴都
石关　商曲
肓俞
中注
四满　气穴
大赫
横骨

阴谷

筑宾
交信　复溜
太溪
照海　大钟
然谷　水泉

杨力谈
望面养生

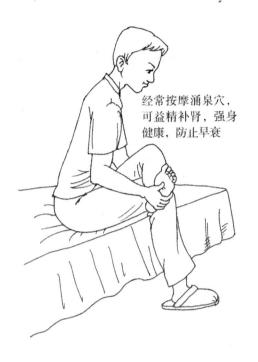

经常按摩涌泉穴，
可益精补肾，强身
健康，防止早衰

经常按摩涌泉穴，可益精补肾，强身健康，防止早衰

做缩肛动作，吸气时放松，连续做30次左右。这个运动大有益处，可以保养肾气，预防年老时不自主地遗尿。

　　因为肾虚是舌觉咸的源头，一般来说，在肾虚得到很好的补益后，舌觉咸也会随之而消除。对于伴随着慢性肾炎、神经官能症、慢性咽喉炎或口腔溃疡等病症而出现的舌觉咸，在就医后对症施治，也会有所改观。

阳气虚损，寒邪入侵，男人的手脚也冰冷

　　舌淡白胖嫩、湿润，多为阳虚、寒证。阳虚的人多伴有四肢不温、怕寒喜暖、小便清长、大便稀等症状。

　　为什么阳虚的人多怕冷呢？中医认为，阳虚则寒，阴虚则热。寒气是一种阴邪，最容易损伤人的阳气，引起内寒。而阳气虚弱的人又易感外寒。内寒、外寒相互影响，致人体机能下降。中医是从阳气不足的角度来解释怕冷。人体是阴血和阳气平衡的整体，在阴阳平衡的情况下是健康的，可是如

45

果阴阳失衡，人体就会有不良的反应。怕冷其实就是"阳虚生外寒"的结果。当阳气虚损时，气血就不能温煦脏腑和四肢末端，很多手足冰凉的病人都是由此而发病的。也就是说，阳虚是引起手足冰冷的重要原因。

一直以来，大家都认为手脚冰凉是女性的最大问题，可近年来很多男性朋友也出现了同样的问题，尤其是 30 多岁的男性尤为多见。

为什么在大家眼中正值壮年的 30 多岁男性也会出现阳虚所致的四肢冰冷的情况呢？这和他们生活中的一些不良习惯有很大的关系。这些不良习惯包括夏日待在办公室里整日开着空调，爱喝冰啤酒，爱吃生冷食物，寒冬穿衣过少，运动过后用冷水冲头，工作压力大，整日猫在电脑前，长期熬夜，这些都是男士损伤阳气导致机体易受寒的主要原因。

对于偶感风寒，趁热喝一碗姜汤，再睡上一觉，发发汗，便可以轻松祛除体内的寒气，如果是因贪吃生冷所致的胃痛，服用良姜粥也有温胃行气、散寒止痛的作用，良姜粥的制作方法：用高良姜末 20 克，大米 80 克，一起用文火煮粥，温热服食；也可以用白胡椒酿红枣，可温中补脾、暖胃止痛，这些对寒性胃痛有较好的疗效，白胡椒酿红枣的制作方法：将红枣洗净去核，将白胡椒稍拍裂，在每个已去核的红枣内放入 2 粒，放在锅内蒸熟，每次食用 5 ~ 7 颗。

像上面这些寒邪一般都能通过简单的中药调理、刮痧、拔罐，结果食疗、运动等方法去除，对于中医来说，对付单纯的寒气并不是太大的难题，一般都能除去。但是，寒邪对于身体的伤害在于，它会和体内其他的病因结合起来，使疾病深痼难疗。如寒气会引起气血的凝滞，形成淤血，寒和淤又可以结合起来，使疾病难治。像许多心脑血管疾病，比如中风，就有寒和淤的双重特征。如果治疗时只知道活血化淤，而不注重祛除寒气，则只能暂时缓解症状而不能根本解决问题。寒在体内过久还会化热。有些疾病，表面上是火，内里却冰凉怕冷，喜欢暖和，比如一些体寒怕冷的人却会口腔溃疡、生长痤疮，如果仅从表象上采取清热泻火的方法，只会使疾病越治越重。

所以说，寒邪会让原有的疾病变得复杂难治。因此，如果想要健康的身体，就要从保养自己的阳气、避免寒邪入侵做起。避免寒邪入侵的最好办法，还是要多从生活习惯入手，养成良好的生活习惯，不仅对自己有好处，也会为全家带来福气。

按阳池告别手脚冰凉

西医认为，手和脚都在神经的末梢，它们距离心脏比较远，所以到了寒冷的冬天，寒气入侵人体，血管就会因受寒而收缩。这样血流量就会减慢，血液供应出现不足，手和脚在最边远的地方，缺少气血的温煦自然就凉了。

然而中医认为，冬天虽寒冷，若人体气血充足，就不会出现手脚冰凉。大多数手脚冰冷、麻木的人，都是阳虚、气血不足所致。气血虚弱，致使血液运行不畅、血液量不足，这是外寒到来，人体不能抗寒邪的原因。所以说手脚冰凉，就要从补气血入手，气血足了，自然就能抗寒了。

要改善手脚冰凉，补足气血，像我们平常的运动、按摩、食疗等都是很有用的，大家可以任选其一。

见效最快的方法是：按阳池穴。此穴位于腕背横纹中，当指总伸肌腱的尺侧缘凹陷处。叫它"阳池"，就说明此穴就像囤聚太阳热量的池子。只要刺激它就能恢复三焦经的功能，从而将热能传达到全身，治手脚冰凉很有效的。具体操作方法：用中指刺激阳池穴，用力以能承受为宜，两手交替按。你随时随地都可以按。

按阳池，不但能祛寒保暖，还能治感冒、气喘、胃肠病、肾功能失调，以及平衡荷尔蒙的分泌，所

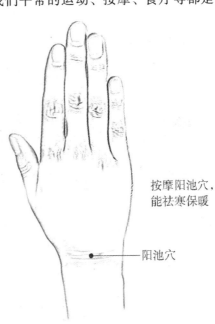

按摩阳池穴，能祛寒保暖

——阳池穴

按摩阳池穴，能祛寒保暖

以被称为"万能神穴"。

暑邪：暑邪耗气伤津，引人面赤心烦

暑邪多在夏天发生，人感染了暑邪之后，多会表现出高热、大汗、烦渴、肌肤灼热、面赤心烦等症状，夏天中暑就是典型的暑邪。暑邪伤人多表现出一系列阳热症状，如高热、心烦、面赤、烦躁、脉象洪大等，称为伤暑（或暑热）。

夏季炎热，易使人体腠理开泄、津液外泄，出汗量远远大于其他季节，容易耗气伤津。中医学认为："暑易伤气""暑易入心"。由于夏季主气为暑，暑属阳、属火。心也属火，暑气暑热直通于心，夏季的暑热之气最易伤心。此外，夏季暑热渐生，气压低、湿度大，这也会加重心脏负担，易使人感到胸闷、气短。暑邪侵袭心脏的表现为憋气、心慌、头晕、心动过缓、心动过速等，也有部分中老年人出现胃痛、背痛、手麻等症状。从夏至开始暑热之邪逐渐旺盛，最易引发或加重中老年人的心脏疾患。

夏季舌苔黄腻多为暑湿感冒

黄腻苔的舌象为苔色黄而粘腻，颗粒紧密胶粘，加黄色粉末调涂舌面。舌苔黄腻而厚的，多为痰热、湿热、暑湿等邪内蕴，腑气不畅所致。苔黄为热，苔腻为湿，为痰，为食滞。黄腻苔主湿热积滞，痰饮化热或食滞化热等证；亦主外感暑热，湿温等证。

舌苔黄腻如出现在夏季，多为暑湿感冒。夏季炎热，经常会出现头痛发热、胸闷腹胀、呕吐、泻痢等症。传统医学将此类症状称为"暑湿感冒"。

对于这种暑湿感冒，应以清暑热、祛湿解表为治疗原则，可选择祛暑湿的名方：**新加香薷饮**。方药组成及服用方法：香薷6克、银花9克、鲜扁豆花9克，厚朴6克、连翘10克，诸药水煎，先服一杯，如不出汗再服一杯，直到汗出暑湿随汗出为止。本方以香薷发汗解表；金银花、连翘辛凉解表；厚朴、扁豆和中化湿。如暑热偏盛，加黄连、青蒿、鲜荷叶、鲜芦根清暑泄热；如湿困卫表，身重少汗恶风，加清豆卷、藿香、佩兰芳香化湿宣表；如小便短赤，加六一散、赤茯苓清热利湿。

以藿香为君配伍的成药是治疗夏季感冒、胃肠不适、水土不服等症的良方。因暑热病邪入侵，加上人体正气不足，更易导致外邪侵袭而发病的内因。而头痛昏重、脘腹胀痛、呕吐泄泻等症状更是在烈日炎炎下时时困扰着病人。

藿香正气是一类临床常用的中成药，原方出自宋代的《和剂局方》，方由藿香、苏叶、茯苓、白芷等药物组成，有解表化湿，理气和中之功，多用来治疗发热恶寒、头痛、胃痛、胸满恶心、呕吐腹泻等，为夏秋季人们常用的中成药。因此，当人们在夏季出现暑湿感冒或感冒而兼见中焦诸症，以及中暑者，可去药店买些成药藿香正气丸（片、水、软胶囊）等服用，舌苔黄腻之象也会随暑湿尽去而退。

金银花水消除暑热痱子

痱子又称汗疹、热痱，多发生于暑热夏季大汗之后，是因汗腺周围发生炎症而致的皮肤病，也是夏季最常见的一种皮肤炎症。中医认为痱子是由湿郁腠理、热蕴肌肤，肌腠不得发泄所致。当外界气温高，湿度大，人体出汗过多而不易蒸发时，堵塞了毛孔，就容易生痱子。

中医治疗暑热痱子的方法，可用金银花6克，用沸水浸泡约1小时即可，以棉签或纱布蘸金银花浸泡液轻抹患处，每天3次。也可用败酱草9克，把药放入沙锅中，加水约500毫升，先用大火煎开再用小火煎5分钟即可，以棉签或纱布蘸败酱草煎出液轻抹患处，每天2次。或者用鲜冬瓜去皮切片外擦患处，每天3次。上述的方法都有非常好的疗效。

暑邪耗气防苦夏

"苦夏"是一种常见的暑热证，大多发生在体弱多病者和中年脑力劳动者身上。苦夏是由于天暑地热，人体与气候不适应，造成神经功能紊乱和失调。常表现为：一进入夏天，就会经常感到头昏脑涨、全身乏力、倦怠嗜睡、食欲减退、精力不集中、心烦不安等。到秋日暑衰，各种不适便不药而愈，饮食和精力亦恢复正常。苦夏可以从饮食、运动、精神调养、合理安排生活起居等多方面进行防治。对苦夏的人，可服藿香正气丸，醒脾化湿；戴薏米、白扁豆、荷叶、大米粥以养脾胃；或辅以香砂养胃丸以健脾助消化。

对每年夏天都会苦夏的人，可以在立夏之前，用党参、五味子、麦冬、当归、陈皮、青皮、甘草、黄柏、神曲煎汤，一日 2 次服用，连续服用一周左右，能有效预防苦夏。而已经发生苦夏的人，在食物选择上也要因人而异，体质偏实的人选清暑泻热的食物，年老体弱的人则应选益气养阴的食物。

养生茶饮清心祛暑热

五花茶：五花茶清肝热、去心火。在药店购买五花茶（金银花、野菊花、槐花、玫瑰花、鸡冠花）用药前先把五花茶用水浸洗 10 分钟，然后将五花放入煲中，大火煲沸后改用慢火煲大约 10 分钟，喝时加入适量蜂蜜调味。五花茶的主要功效就是清肝热、去心火，也有清热解毒、消暑祛湿、利小便、凉血，减低肠胃刺热，预防夏季风热感冒及流行性感冒的功效。

茯神百合茶：茯神百合茶，养血安神。用生地、茯神备 19 克，麦冬、合欢皮各 14 克、百合 29 克，清水煎煮。每日 1 剂，早晚分服即可。有养血安神，滋阴润煤的功效，特别适合有更年期综合征又阴虚火旺的女性。

麦冬西洋参饮：麦冬西洋参饮可解心烦，益气。如果天热易心烦、心气弱的人，可用麦冬 5 克、西洋参 3~5 克泡水饮。

百麦安神饮：百麦安神饮，清热安神。百合、淮小麦各 30 克，莲肉、夜交藤各 15 克，红枣 10 克，甘草 6 克，先用凉水浸泡半小时，加水至 500 毫升，煮沸 20 分钟，滤汁，存入暖瓶内。连煎 2 次，一并存储备用。不用分次数，欲饮水时，即取此药液饮之。有清热安神、益气养阴的功效。方中淮小麦、百合、莲肉、夜交藤、红枣均有安神定志的作用，且百合微寒之性，能清内蕴之虚热。如思虑过度、心阴暗耗，或久病不愈、阴血耗伤，或劳伤心脾、气血两亏，或使心失所养、心神不宁，喝百麦安神饮效果就很好。

湿邪：千寒易去，一湿难除，湿性黏浊，如油入面

一般而言，盛夏时节因暑热湿重，极易损伤人的身体，也容易诱发湿热病，中医称之为"湿邪"。湿邪多发于雨水较多、湿热熏蒸的时节，这时湿易困于脾胃，使人不思饮食，口黏口甜，如果人沾染了湿邪，则会出现以湿疹为代表的皮肤病。

湿邪致病会让人出现四肢困倦、关节肌肉疼痛、胸闷不舒、小便不利、食欲不振、大便溏泄等症状。并且湿邪致病，病程较长，缠绵难愈，如风湿病、湿温病，常有如油入面难分难解之临床特征。

玉米——清湿热、利尿的草根明星

中医认为，玉米味甘性平，具有调中开胃、益肺宁心、健脾利湿、利肝胆、利尿、延缓衰老的作用。而现代营养学认为，鲜玉米中含糖类、蛋白质、不饱和脂肪酸、维生素、纤维素、矿物质等，可以起到防治心血管病、防治便秘、预防老年黄斑、预防白内障、防治肥胖症、防癌抗癌、延缓衰老的作用。玉米油还有降血脂、减少血小板聚集、延缓血栓形成的作用。

《黄帝内经》上说，湿气偏盛时，有"病中热胀，脾受积湿之气，小便黄赤，甚则淋。"而"长夏主湿"，夏季湿邪当令、湿气重，湿邪留滞，最易困脾。一旦湿热下注膀胱，泌尿系感染（尿黄、尿道有烧灼感、尿频、尿急）高发也就不足为奇了。这个时候，玉米健脾利湿、利尿的功能就可以派上用场了。所以，每逢夏季，大家煮些玉米吃，对保护我们生殖系统的健康大有帮助。

不过，要想把玉米清湿热、利尿的功效发挥到最佳，还是有窍门可言的。很多人吃香喷喷的玉米时，常常把玉米水给倒掉了，其实这很可惜。因为玉米水也有很好的保健价值，具有利尿消炎、预防尿路感染、去肝火等功效，所以，大家在煮玉米时最好留些玉米须，留两层青皮，味道和药效都会更好，饮时可加入少许白糖或冰糖。

除了玉米、玉米水外，玉米的须、梗心都有一定的食疗价值，千万别浪费了。中医认为，玉米须味甘性平，有很好的利尿、降压、降糖、和胃的功效，是利水渗湿药，有利水消肿、渗湿退黄之功。下面介绍几则验方。

治糖尿病：玉米须30克，山药30克，枸杞子20克，开水冲泡，代茶饮，每日1剂。

治慢性前列腺炎：玉米须20克，马齿苋10克，开水冲泡，代茶饮，每日两剂。

治妇女妊娠水肿、特发性水肿：取玉米须30克，冬瓜皮60克，加水煎取300毫升，分两次温服；或玉米须50克，大枣5颗，开水冲泡，代茶饮，每日1剂。

治肾炎、急性膀胱炎：玉米须30～50克，车前草20～30克，加水煎取300毫升。分两次温服，每日两剂。

玉米梗则具有良好的止汗作用，自汗、盗汗者可取2～3个玉米梗，加小麦50～100克，水煎服。

最后还要提醒大家，吃玉米时应把玉米粒的胚芽全部吃进，因为玉米的许多营养都集中在这里。玉米宜和豆类搭配烹调，因为玉米和豆类氨基酸的种类不同，一者同食，正好可以起到互补作用，让蛋白质中的氨基酸种类更加丰富，从而提高二者的营养价值。

另外，玉米发霉后能产生致癌物，所以发霉的玉米绝对不能食用。

湿邪侵袭前列腺，用车前草最好

农村里把车前草又叫"车轱辘菜"，它随处可见，比如路旁、庭园、荒地等。李时珍在《本草纲目》中说："车前草久服轻身耐老。"《草性论》载"治尿血，能补五脏，明目，利小便，通五淋"。

车前草主治淋病、尿血、小便不通等症。据说，汉朝有一位将军叫马武，他领兵讨伐匈奴之时，不料打了败仗，全军被困。此时军中已水尽粮绝，数万将士患了"血尿病"，生命危在旦夕。细心的车夫发现，常啃车辙边无名小草的三匹战马却没感染此疫，后来将此事禀告马武，马武即下令全军服用，几天内，患者痊愈，终于杀出重围。因此，马武感慨地说："全军死而复生，全仗路旁车前之仙草也！"就这样，人们就把这种野草叫做车前草。

中医认为，前列腺属奇恒之府，与肝、肾二脏关系密切，位置居下，归属下焦，易受湿邪侵袭。我们都知道，肾主精生髓，主生殖，因此肾与前列腺的关系最密切。那么，前列腺为什么与肝有关呢？因为肝主疏泄，只有肝疏泄正常，前列腺液排泄才会有度，不至于排泄过度或不及。

男性常患的慢性前列腺炎多为湿毒所致，湿邪致病多有黏滞不爽、重浊缠绵不愈的特点。另外就是"瘀"，我们都如道，慢性前列腺炎一般病程长，有久治不愈的特点，久病成瘀，瘀血阻滞，不通则痛，所以很多患者会出现疼痛。

中医在治疗上主要以祛湿、活血通络为主。除了一些特定药物治疗外，车前草非常不错。它性寒、味甘，归肝、肾、肺、小肠经；有利水通淋、清热解毒、祛痰的功效，治疗淋病、尿血、小便不通、黄疸、水肿、热痢、泄泻、目赤肿痛、咽痛等有很好的疗效。车前草不仅可药用，还可食用，深受人们喜爱。

车前草治疗前列腺病的具体方法：鲜车前草 1 两左右（干者半两左右），相当于大车前草 10 棵或小车前草 20 棵左右，用水煎，煎好的汁大概三小碗，每天分早、中、晚三次服下。嫩的车前草，可以连草一起吃，草微甜清香。当然也可以多煎一些当茶喝，还可将干车前草放茶杯中倒入开水当茶喝。但要注意，不要拔身上长毛的那种，是不能服用的。

除治前列腺外，常食车前草还能治口腔溃疡、高血压、肾炎水肿、膀胱炎、尿道炎、脾胃虚弱、吐泻、腹胀等症。据《本草逢原》载"若虚滑精气不固者禁用"。也就是说，气虚患者不宜食，平常尿多者忌食。

找到"四穴"，就是找到去湿之药

对抗来势凶猛的湿邪，首先要找到它的潜藏之处，也就是了解身体里的哪个部位最先受到破坏。一般来说，湿邪会在人体左边的太阴经——手太阴肺经和足太阴脾经上作乱，而荥穴恰是主管这些经络的区域。因此，找到手太阴肺经和足太阴脾经上的荥穴，问题就解决了。

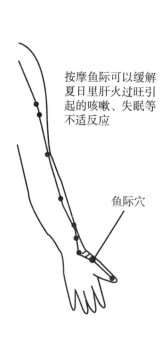

按摩鱼际可以缓解夏日里肝火过旺引起的咳嗽、失眠等不适反应

鱼际穴

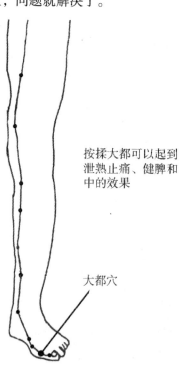

按揉大都可以起到泄熟止痛、健脾和中的效果

大都穴

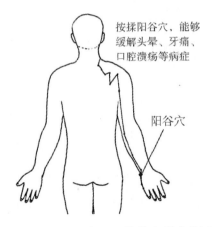

按揉阳谷穴、能够缓解头晕、牙痛、口腔溃疡等病症

阳谷穴

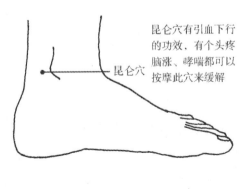

昆仑穴有引血下行的功效，有个头疼脑涨、哮喘都可以按摩此穴来缓解

昆仑穴

手太阴肺经上的荥穴是鱼际穴，足太阴脾经上的荥穴是大都穴，按摩鱼际可以缓解夏日里肝火过旺引起的咳嗽、失眠等不适反应，按揉大都可以起到泄热止痛、健脾和中的效果。此外，要想赶走这股邪气，还不能少了阳谷穴和昆仑穴。因为湿属土，而土克水，所以，湿邪来了，属水的手太阳小肠经和足太阳膀胱经也要受牵连，其对人体的影响是从人体左侧太阳经的经血开始。手太阳小肠经上的阳谷穴，能够缓解头晕、牙痛、口腔溃疡等病症，足太阳膀胱经上的昆仑穴有引血下行的功效，有个头疼脑涨、哮喘都可以按摩此穴来缓解。

茯苓是利水渗湿的大药

一个人如果"湿重"了，滞留在体内的水分就会增多，觉得疲惫、手重脚重、食欲不好，去湿就要找利水、消肿功效的中药。比如，茯苓就是利水渗湿的大药，优点是不伤正气，无论身体属于寒湿、湿热，或脾虚引起的湿邪，都可以服用，去除皮肤水肿的功效尤其显著。

这里推荐一道茯苓赤小豆冬瓜汤的药膳，其利水消肿、健脾益胃方面的功效显著，材料很简单，茯苓 5 克，赤小豆 50 克，冬瓜 100 克，将诸多食物放在清水中煎煮即可。不但茯苓可以去湿，所有生长在潮湿环境中的植物都有去湿功效，比如白术、薏米、扁豆、芡实、菱角、荷叶、浮萍等，只要是湿邪引起的问题，都可以找它们来解决。

燥邪：燥邪伤肺，面唇不润、口眼干涩

燥邪易发于秋季，这时空气中缺乏水分，湿度降低，气候干燥，容易引起身体的不适，甚至疾病，比如口鼻干燥、皮肤干涩、大便干结不通等都与燥邪有关。秋季燥邪当令，肺为娇脏，与秋季燥气相通，容易感受秋燥之邪。燥邪伤津，津液受损，人易有肺燥、鼻干、毛发皮肤干枯、便秘等干燥症的表现。

预防皮肤干燥的妙方

燥是秋季的时令主气，燥易伤肺。肺又外合皮毛，秋季出现的皮肤干涩、皲裂，甚至毛发不荣，都和秋燥有关。预防皮肤干燥，首先要从饮食上下工夫，多喝水质好的温开水。要少吃辛辣食品、牛肉、羊肉、葱、蒜等刺激性食物。

洗浴时，不要用碱性强的肥皂，否则皮肤容易干燥脱屑。用方糖润肤是老一代人的"秘方"，把一块方糖溶在一盆热水里，然后擦身，护肤效果非常好。很重要的一点是，洗浴后一定别忘了擦护肤品。

采用燕麦洗澡法也可以很好地滋润肌肤。用半杯燕麦片、1/4 杯牛奶、2 汤匙蜂蜜混合在一起，调成千糊状，然后将这些材料放入小棉袋子中，放在淋浴的喷头下，流水就会均匀地将燕麦、牛奶、蜂蜜的营养精华稀释，冲到皮肤上。如果有条件，可以把燕麦袋放在浴缸中，浸泡 20 分钟，使其营养成分更加充分地被肌肤吸收。

燥邪伤肺，银耳和秋梨最能润肺防燥

肺喜润而恶燥，燥邪最易伤肺。秋天气候干燥，会伤人阴津，使人感到皮肤干燥、口干鼻燥、咽痒咳嗽、干咳少痰、声音嘶哑、便秘、小便少等。历代医学家都认为，秋季防燥要注意饮食调理。秋季润肺防燥，当属银耳和秋梨。

银耳滋阴、润肺、养颜

银耳被人们誉为"菌中之冠"，既是名贵的滋补佳品，又是扶正强壮之补药。历代皇家贵族都将银耳看做是"延年益寿之品""长生不老良药"。

中医认为，银耳有滋阴补肾、润肺、降火、生津止咳、强精、强心健脑、提神补血、补气等功能，尤其适合阴虚体质的人或阴虚火旺的病人。现代医学研究发现，银耳富含天然特性的胶质，加上它的滋阴作用，常吃可润肤养颜，并有祛除脸部黄褐斑、雀斑的功效。银耳还含有粗纤维，能够减肥，非常适合女性和肥胖人士经常食用。另外，银耳对高血压、血管硬化、眼底出血、肺结核、咳嗽等病症也有良好的防治和调理效果。

此外，银耳能清肺热，所以外感风寒者要谨慎食用。

需要提醒的是，很多人用热水泡发银耳，因为热水泡发的速度快，但是这会影响银耳泡发的数量，而且也会影响银耳的口感（用热水泡发的银耳口感黏软）。正确的泡法是：用凉水（秋冬季节可用温水）泡发，泡发后去掉未发开的淡黄色根部。

银耳多用于药膳，下面给大家介绍几种做法：

银耳雪梨粥：大米 30 克洗净煮粥。银耳水发 30 克，雪梨切块 50 克，米烂时加入，小火煮 10 分钟。此粥清燥润肺，用于肺阴不足引起的干咳少痰、胸闷等症。

银耳粥：将银耳 10 克泡发，切碎，与大米 50 克一同煮粥食用。此粥滋阴润肺、养胃强身，适用于中老年人身体虚弱及患有高血压、高血脂及慢性支气管疾病的人食用。

银耳茶：银耳 20 克，水发泡软，青果 10 克，小火煮约 10 分钟，加入菊花 10 克，绿茶 5 克，冰糖少许，代茶饮。此茶清热利咽，用于因上焦虚热引起的口干舌燥、喉咙肿痛等症。

秋梨清热、生津、消痰

几千年来，中医一直将梨用于生津、润燥、清热、化痰。据《本草纲目》中记载，梨"润肺凉心，消痰降火，解疮毒酒毒"

中医认为，梨性寒、味甘微酸，归肺、胃经，适用于热咳或燥咳、热病津伤或酒后烦渴、消渴等。现代医学研究证明，梨对急性气管炎和上呼吸道感染出现的咽喉干、痒、痛、音哑、痰稠、便秘、尿赤等都有良好疗效。近年来，科学家还发现，因为梨能降低血压，清热镇静，减轻头晕目眩、心悸耳鸣等症状，所以吃梨对高血压、心脏病患者也大有裨益。而且梨的营养丰富，能保护肝脏，帮助消化，所以也常作为肝炎和肝硬化的食物疗法。

秋季燥气主令，易伤肺，好在秋梨上市，此时适选进食，可谓正中其邪。但是梨性寒，对于内在阳气不足或外感风寒引起的咳嗽，就不能吃梨，尤其是不能食生梨。梨能润肺止咳，但适宜于燥咳，且宜隔水蒸，或者煮着吃。同时，胃寒、腹泻者忌食生梨；女性产后、小儿出痘者也不宜食生梨。

另外，梨一次也不宜多吃。尤其脾胃虚寒、腹部冷痛和血虚者，不可以多吃、久用，否则易伤脾胃、助阴湿。

梨也有很多种类，一般来说，入药的主要是鸭梨和雪梨。下面为大家介绍几道用秋梨制作的药膳：

秋梨粥：秋梨 2 个，大米 100 克。将秋梨洗净后连皮带核切碎，放入锅中，加水适量，再放入大米煮粥。此粥对秋燥症有独特的疗效，秋季可常吃。

川贝蜜糖炖梨：川贝母粉 10 克，鸭梨 1000 克，阿胶 100 克，蜜糖少许。先把鸭梨去心、切块，同川贝母粉、阿胶一起放入炖盅中，小火炖 1 小时即可。炖熟的贝梨膏，每次服用 10 克，每天服 2 次，蜜糖可在吃前放进去。此方滋阴润肺，治疗咳嗽燥热、久咳不愈、痰中带血等症，尤其适合肺燥引起的咳嗽。

银贝雪梨汤水：银耳 20 克，川贝母 5 克，雪梨 1 个，冰糖 20 克。将洗净的银耳、川贝母、雪梨、冰糖放入小碗内，隔水炖或上笼蒸 30 分钟即可。此汤具有清热润肺和止咳化痰的作用，适用于肺热咳嗽、干咳无痰的患者。

雪梨葡萄饮：将雪梨、葡萄榨汁，加入蜂蜜适量，混匀饮服，每天2～3次。此方生津止渴除烦，适用于热病烦渴、声嘶、咽干等由燥邪引起的病症。

雪梨鸭汤：雪梨2个，鸭肉250克，荸荠100克。将雪梨去皮、核，切片；荸荠去皮切片；鸭肉切块放入沙锅中同煮，熟后加盐调味，每周服用1次。此汤具有清热、养阴、益肝的作用，适用于慢性肝炎属阴虚内热者食用。

一扫燥气的杭白菊

还记得"采菊东篱下，悠然见南山"这句诗吗？作者陶渊明的那种逍遥洒脱让人如此羡慕，不过在这里，我们要为"杭白菊"这种再平凡不过的花草叫声"好"。

《本草纲目》这样记载菊花茶的药效：性甘、味寒，有散风热、平肝明目之功效。的确如此，多饮菊花茶能除燥、补气、补力、解毒。其中，尤以秋菊效果最为显著。世间的花草就是这么神奇，越是在哪个时节开放的，它的身上就会有一种可以消抵这个时节邪气的特殊本领，菊花就是如此。

也可以把一小片杭白菊揉碎，直接敷在左二间、左内庭上，用医用纱布和胶布包好，在左间使和左中封穴处施以一定程度的按摩，直至能感觉到酸痛感，每天这样坚持按揉5分钟左右，与燥邪有关的不适自然会消失。

看好四穴，灭燥气之火

有其症必有其因，要想灭燥气，先要了解燥气盘踞之地和最容易攻击它的穴位，这样才能对症下药。燥气进入人体，最先伤害的是阳明经（手阳明大肠经和足阳明胃经），尤其是左侧阳明经荥穴主管的区域。

手阳明大肠经上的荥穴是二间穴，此穴可以缓解牙痛、鼻出血、咽喉肿痛等不适。足阳明胃经对应的荥穴是内庭穴，它可是上天赐给我们的"牛黄解毒片"，就是说，按摩这个穴位可以起到相当于给身体去胃火的效果。燥气侵犯人体，不单这两条经络会受伤害，属"木"的手厥阴心包经和足厥阴胆经也会遭到攻击。这是因为燥气在五行对应肇金，而金克木，所以，这两条经络也会受牵连。

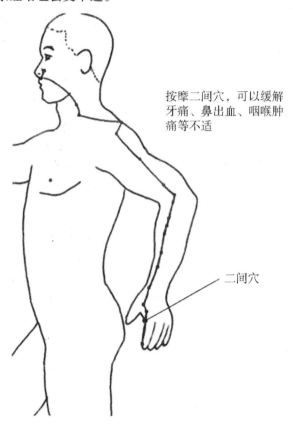

按摩二间穴，可以缓解牙痛、鼻出血、咽喉肿痛等不适

二间穴

按摩二间穴，可以缓解牙痛、鼻出血、咽喉肿痛等不适

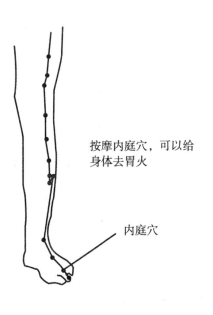

按摩内庭穴，可以给身体去胃火

内庭穴

按摩内庭穴，可以给身体去胃火

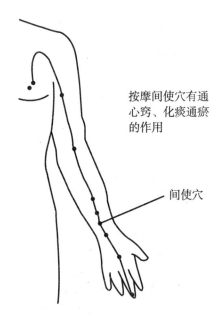

按摩间使穴有通心窍、化痰通瘀的作用

间使穴

按摩间使穴和中封穴，有通心窍、化痰通瘀和泻肝火、固胃土的功效

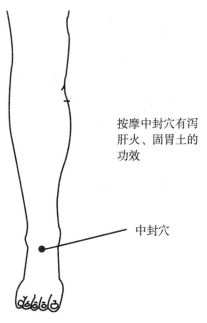

按摩中封穴有泻肝火、固胃土的功效

中封穴

按摩间使穴和中封穴，有通心窍、化痰通瘀和泻肝火、固胃土的功效

解决办法是，找到手厥阴心包经上的间使穴和足厥阴胆经上的中封穴，这两个穴位分别有通心窍、化痰通瘀和泻肝火、固胃土的功效。可见，只要平时将这四个穴位联合起来，好好保护它们，就能把身体凡是跟燥气有关的问题统统打败。

火邪：面热气粗，口鼻息热扇动

火邪大都由内因而生，但也有部分是外因导致的。内因最常见的就是身体阴阳失调，另外经常熬夜，吃辛辣的食物等也都会引发火邪，导致出汗、口渴、小便短赤等；外因最常见的就是温度过高、缺水，以及在闷热的环境下待过长的时间。火邪侵袭身体的具体表现为面热气粗、口鼻息热扇动、咽喉干燥疼痛、眼睛红赤干涩、鼻腔热烘火辣、嘴唇干裂、大便干燥等。

对症治疗五脏火邪

人体内的这种火邪，一是由于外界的火热之邪的侵袭而引起，一是由于体内阴阳失衡而导致。引发"火邪内盛"的具体因素很多。情绪波动过大、中暑、受凉、伤风、嗜烟酒以及过食葱、姜、蒜、辣椒等辛辣之品，贪食羊肉、狗肉等肥腻之品和中毒、缺少睡眠等都会导致"火邪内盛上炎于舌"而产生舌灼热感。对于这些邪热要对症治疗，才能起到真正的标本兼治的效果。

一般来说，中医把头昏、咽喉肿痛等偏上部位的火热症状叫"上焦火"，把烦热口渴、胃脘痛等中间部位的叫"中焦火"，把便秘、尿赤等偏下部位的叫"下焦火"。又按脏腑开窍，把目赤肿痛称"肝火"，鼻扇气喘称"肺火"，口舌生疮称"心火"等等。结合内在情况，这些火还可统分"虚实"两大类，实火症状重，来势凶猛；虚火症状轻，时间长并伴手足心热、潮热盗汗等表现。这种分类为有关治疗提供了依据。下面我们根据五脏之火的症状及表现辨证施治。

肺火表现症状：干咳无痰或痰少而黏、潮热盗汗、手足心热、失眠、舌红。常见于感冒初期，或咽炎患者。可用川贝母10克捣碎成末，梨2个，削皮切块，加冰糖适量，清水适量炖服以祛除肺火。伴有大便干结者可用冬凌草、大黄稍加煎煮，每日当茶饮。

肝火表现症状：头痛、头晕、耳鸣、眼干、口苦口臭、两肋胀痛。可取猪肝300克，菊花30克（用纱布包好），共煮至肝熟，吃肝喝汤以清肝泻火。对于因肝火导致的舌边红，苔黄偏干，眼睛红赤肿痛，或经常长麦粒肿，可用酒炮制过的大黄泡水喝。大黄性寒，有降泄作用，用酒炮制后，可将大黄药力引到头目，泻上焦之火。

心火表现症状：分虚实两种，虚火表现为低热、盗汗、心烦、口干等；实火表现为反复口腔溃疡、口干、小便短赤、心烦易怒等。患者可以选择些清心火的药。如竹叶、莲子心泡水，当茶每日频饮。睡眠不好可用百合、莲子心、枣仁煮粥喝；口舌生疮可用野菊花30克，浓煎后，每日多次含服，多年不愈的口舌生疮，只需服用一个月即可痊愈。

胃火表现症状：胃之虚火因胃阴不足，体内就滋生虚热，口干舌燥、喉咙干痛，舌头红肿，脉象细滑；下部阴气也不足，所以会大便干燥，小便短少。滋养胃阴的食物有许多种，常见的有小麦、牛奶、鸡蛋、猪肉、鸭肉等。润泽胃部，帮助生津的食物有银耳、燕窝、枇杷、梨、苹果、蕃茄、乌梅、豆腐等。而麦冬和生姜则是滋补胃阴极好的药物。生姜因为性暖，可以温胃阳、散胃寒，胃阴虚者可常食。胃之实火表现为上腹不适、口干口苦、大便干结。可用石膏粉30克，粳米、绿豆各适量，先用水煎煮石膏，然后过滤去渣，取其清液，再加入粳米、绿豆煮粥食之。还可选择本书中介绍的其他清除胃热的方法，如清胃散等。

肾火表现症状：头晕目眩、耳鸣耳聋、腰膝酸软、潮热盗汗、五心烦躁。对于此种症状可以取猪腰2只，山萸肉15克，共放入砂锅内煮至猪腰子熟，吃猪腰子喝汤以滋阴降火。膀胱湿热和肾火同属下焦之火，症见舌质偏红，舌苔黄腻，病人伴有小便排不净感觉，或尿时感到小便发热，有痛感，即西医讲的泌尿系感染，可用白茅根、瞿麦、扁蓄等，水煎后当茶喝。

面红目赤，舌有点刺要清肝火

点刺舌主热盛，舌上点刺越多，说明热邪越盛。如果点刺出于舌尖，多属肝胆火盛。

现代人工作忙、压力大，动不动就会有肝火旺盛的状况。肝火旺盛的人一般都有急躁易怒、头晕胀痛、面红目赤、口苦口干、舌上有点刺、耳鸣耳聋、失眠或噩梦纷纭、胁肋灼痛、小便短黄等症状。女性朋友更是严重，还会出现了内分泌失调的症状，一些肝脏解毒能力很差的人，出现了脸上长痘、月经不准、脸色灰暗的现象。

我曾接待过一位中年女性患者陈女士，她从去年开始炒股，没想到今年的股票走势不稳。陈女士睡不好觉，吃不下饭，平时更是心烦易怒、神经紧张，还出现了视物模糊、眼部分泌物多、眼红、眼干、耳鸣等问题。中医有"七情化火"之说，意思是忧郁、愤怒、思虑过度都会使身体机能失去平衡状态而生"火气"。肝火旺盛主要由生活不规律、心情积郁导致。再加上"肝主目"，肝火旺盛就会表现为一些眼部症状。

如果你生活中，有难以控制的急躁易怒，晚上做梦不像心急火燎者那么温和，而是以噩梦为主，很紧张害怕，就可以判断自己是肝火旺盛，中医叫"肝火上炎"。

预防肝火上升要清肝火，中医常用苦丁茶、夏枯草、桑叶、菊花或金银花、绵茵陈调治，效果不错。方法如下：

1. 肝火旺的人平时可多用苦丁茶泡水喝。有症状时可用苦丁茶泡水喝；由于苦丁茶属寒，无症状时及虚寒者最好不要服用。

2. 将夏枯草 12 克、桑叶 10 克，加入适量的水浸泡半小时，然后入锅煮半小时，最后加入菊花 10 克煮几分钟，即可代茶饮。也可用冰糖或蜂蜜调味。

3. 将金银花 15 克、绵茵陈 15 克，加入适量的水浸泡半小时，然后煮半小时，即可代茶饮。可用黑糖或片糖或蜂蜜调味。

肝火旺盛的人，平时可借助于一些有清火作用的药物或食物来降降火。比如肝火旺盛者平时可服用一些菊花、溪黄草颗粒。饮食方面不要过食辛辣、海味、过腻过酸、煎炸食品，以及羊肉、牛肉等易上火的食物；多吃蔬菜，如苦瓜等一些去火的东西。

肝胆经气在春天条达舒畅，因此，对肝脏的保养最适合的季节是春季。在春天三月里，切忌过分劳累，以免加重肝的负担。与此同时，肝病患者及高血压病患者，也应在春季到来之时，加强服用养肝、降压之药物，精神病患者宜于此时定期服药，避免精神受到刺激。这些都是顺应春季变化特点，保肝养肝之养生法则。春季宜用清理肝胆火旺的保健品，以养肝调肝、清除肝火为主。

另外，长期熬夜容易致肝胆火旺。中医认为，肝藏血，血藏魂。若肝血充足足以养魂，则眠佳梦少，若肝血不足，不能养魂，则容易出现眠差梦多。人在清醒时血液到达各个脏腑器官，睡眠状态下，大部分血液回流入肝脏，这就是中医所说的"人卧则血归于肝，人动则血运于诸经"。如果长期熬夜，作息颠倒，血液就不能及时回流入肝脏，日久就会耗损肝血。肝血不足，肝阳偏亢，就容易出肝胆火旺的症候。

然而，现代人的生活环境和生活方式都非常不利于肝脏的健康，熬夜是家常便饭，加班、开夜车看书、通宵卡拉 OK 等，都影响情绪的稳定与平静，直接危害着肝脏的健康。临床医学证明，除去遗传、传染因素，大多数的肝脏疾病都是"熬"出来的。过大的工作量、学习量，常常使人精神疲劳、肉体乏顿，再加上长期缺少睡眠，或者睡眠过少，长此以往，肝失所养，就会出现肝气不舒、肝郁气滞等问题，肝脏就慢慢出现病症。所以，为了保护你的肝脏，在子时（晚上 11 点）之前一定要上床睡觉。如果因工作不得不熬夜，那么中间也应该休息一段时间，或者在第二天一定找个时间休息一会，把"失去的睡眠补回来"。

胃肠火邪热盛，需清胃火泻肠热

胃肠火邪热盛是由于偏食辛辣温热食物，或湿邪化燥化热、肝郁化热，导致胃肠积热证。急性酒精性胃炎、出血性胃炎、上消化道出血、习惯性便秘等病多属胃肠热证。

胃热为主者，表现为胃脘部位灼热疼痛、反酸嘈杂、牙龈肿痛等症状。肠热为主者，大便干硬突出，伴有腹痛腹胀。两者的共同之处都有面红身热、口干、口苦、口臭、喜食生冷、心烦、小便少而黄。

邻居杨大妈告诉我，她女儿小玲，最近因为找工作四处碰壁而伤心难过。我细问原因，原来小玲不光身体偏胖而且有口臭，这让她感觉非常自卑，也不愿意与人多说话，自然工作就不好找。

我劝导杨大妈让小玲来找我，看看能不能帮她找到口臭的根源，然后对症下药。看到小玲之后，我便发现她不仅仅是存在口臭的问题，我觉得她可能还存在着肥胖型便秘的问题。果不其然，小玲说自己大便干燥，通常4～5天一次。还特别喜欢吃鱼、吃肉，身高才1米5的她已经140斤了，说到体重小玲不好意思地笑了，她觉得自己整天就知道吃，虽然很胖了，但是控制不了自己的嘴，特别喜欢吃鱼、吃肉。

听了小杨的话，我明确地告诉她，她的口臭以及便秘和肥胖都是属于一个问题造成的，那就是胃肠热盛。一般来说，胃肠热盛者，食欲旺盛，喜食油腻，因胃火大能够帮助消化五谷，体内食物被迅速消耗，人就容易觉得饥饿，想吃并吃很多的食物，过多的营养成分贮存于体内，这样就会逐渐导致越来越胖；另外，胃火过旺致使体内的火顺着足阳明胃经往上走，就会出现口臭；胃肠热盛又会伤及体内津血，肠道燥热，伤津而便秘。

听了我的分析，小玲急切地问我有没有办法治疗。我告诉她对于这种肥胖型便秘，常用清热泻火通便的方法，清除胃肠热后，不仅便秘治愈，口臭也会消除，而且能逐渐减肥，体重逐渐下降至正常。听了我的话，小玲开心地笑了。

对于小玲的这个症状，我给她开出了**麻子仁丸加减方**。方药组成：火麻仁 20 克，大黄（后下）9 克，枳实 12 克，厚朴 12 克，杏仁 12 克，白芍 15 克，生地黄 15 克，当归 12 克，玄参 15 克，陈皮 12 克，建曲 12 克，牡丹皮 12 克，竹茹 12 克，甘草 5 克。方中大黄、枳实、厚朴通腑泄热导滞；火麻仁、杏仁润肠通便；当归、白芍养血和营，润肠通便；生地黄、玄参滋阴生津；牡丹皮、竹茹清热和中；陈皮、建曲和胃消食，理气畅中；甘草调和诸药。上药合用，能够清胃火泄肠热，润肠通便。

随后我又叮嘱她在平日多吃一些寒凉性质的食物以清胃火、泄肠热，如香蕉、梨、芹菜、菠菜、番茄、黄瓜、苦瓜、黑木耳，还可以适量地吃些冰淇淋，忌吃热性食物，如羊肉、鸡、虾、大蒜、韭菜、五香粉、火腿等。两个月之后，再见到小玲，发现她身材清瘦了不少，便秘症状也消失了，周围的人也闻不到她口里的异味了，她高兴地告诉我已经找到了工作，在一家证券公司做实习会计。

去火功效最好的当属牛黄

如果体内"火"较大，建议先多饮用绿豆汤、酸梅汤，再食用适量西瓜、草莓，也可以做些凉拌苦瓜这类去火的小菜，总之一个原则，越清淡可口越好。如果这股"火"大得厉害，就要用药物来去火，牛黄上清丸就是一个不错的选择。此药之所以能够发挥功效，功劳就在于牛黄，它可是去火药物中功效最好的一种，不但可以清热降火、排除毒素，还能清心火、镇定安神，可以说是治疗头晕、目眩、烦躁失眠、头痛等症的大药。

安抚四大要穴，不再惧邪火

身体遭受邪火，往往会窜到少阳经（手少阳三焦经和足少阳胆经）去作乱。而荥穴是主管人体发热的穴位，所以，为了赶走这个害人精，一定要找到潜伏在身体左侧的荥阳穴才能不让邪火作乱。

手少阳三焦经的荥穴是液门穴，此穴可以消除感冒发热引起的咽喉肿痛，还能解决眼角干涩、口干少津等病症。足少阳胆经的荥穴是侠溪穴，在舒缓热证引起的头晕目眩、耳鸣等不适方面也颇有功效。

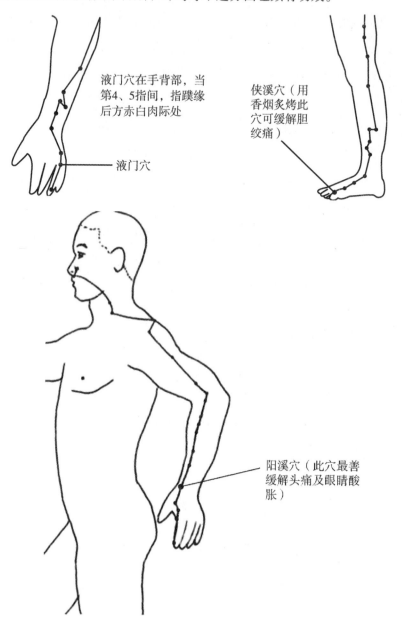

液门穴在手背部，当第4、5指间，指蹼缘后方赤白肉际处

液门穴

侠溪穴（用香烟炙烤此穴可缓解胆绞痛）

阳溪穴（此穴最善缓解头痛及眼睛酸胀）

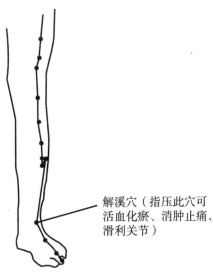

解溪穴（指压此穴可活血化瘀、消肿止痛，滑利关节）

　　下面再补充两个同样有此功效的要穴——阳溪穴、解溪穴。根据五行相生相克的关系，火克金，燥属金，就是说，身体内一旦火占了上风，就会危害运行燥气的阳明经，此时，阳明经的两大经络——手阳明大肠经和足阳明胃经，就会难脱火邪的侵扰。

　　阳溪穴在手阳明大肠经上，这个穴位很好找，先把大拇指向上翘起，在手腕处与大拇指相对应的位置会看到一个明显的凹陷，这里就是阳溪穴。解溪穴在足阳明胃经上，足背和小腿交界处的横纹中央凹陷处便是。因此，平时只要外感火气，身体感到不适时，可以对上面四个要穴进行适度的按摩。

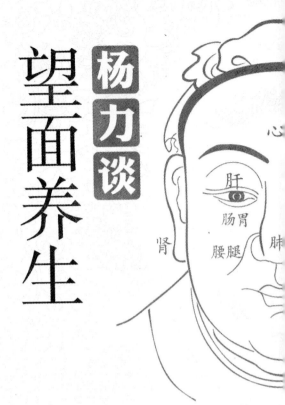

杨力谈

望面养生

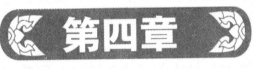

第四章

《易经》八卦人望面养生法

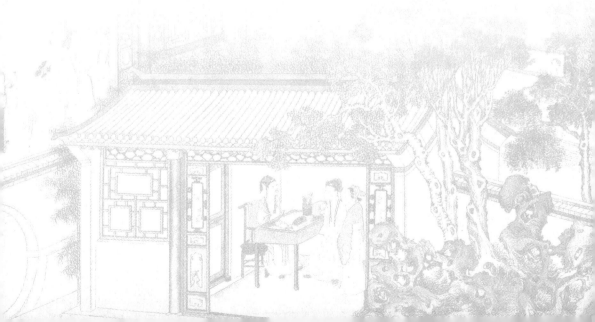

乾卦体质人：宽额面白，易患肺病及头面病

乾卦体质人特点：宽额面白，脸方，骨大体魁，个头中上，脉大而劲。秉天之金气，燥属金，故偏燥，阴阳偏平和，燥气通于肺，故乾卦体质人易患呼吸系统疾病，燥伤津，故又易得肠燥便秘及糖尿病，乾为首，故又易患头面病。乾卦体质人心胸宽广，富有远见，有领导者的素质，寿命中等。

人身上的每一个部位和穴位都有相互对应的八卦五行。用八卦之象来探寻人类的体质，有利于了解自己的身体健康状况。导致人类生病的原因很多，其中先天的体质是一个不容忽视的因素。如果了解了自己的先天体质，那么我们对于自己一生中易得什么病就很清楚了，同时可以采取适合自己的养生方法，做到对症下药，从而把健康的主动权掌握在自己手中。

乾卦代表头部，乾卦体质之人易患头部疾病，如头晕、头痛、神经衰弱等，所以乾卦体质人首先要注意保护自己的头部。此外，乾金之人还容易患肺部疾病，所以乾卦体质人还要特别注意保护肺部（兑卦与肺部对应，肺部养生详见兑卦）不能说乾卦之人患上脑部或肺部疾病后就成了顽疾，只要平时多用乾卦的食物来调理，就会避免疾病的侵袭。

乾卦体质人养生贵在养肺补脑

易经养生的奥秘之一就在于每一卦象的人都能找到与之相配的食物，乾卦之人也不例外。从乾卦体质人的特点，我们得知这类人易患肺部问题，养生要领之一就是擅补清凉润肺的食物，像银耳、百合、梨、杏仁、藕等食物对乾卦之人都有神奇的作用。而肺又和大肠相表里，肺一旦出了故障，极易出现肠燥、便秘这些麻烦，自我调理欠佳的话，还会诱发哮

喘、糖尿病。因此，乾卦体质人还要备些润肠的食物，如香蕉、木瓜等。需要引起注意的是，乾卦体质人最忌讳的就是吸烟喝酒，尤其是在气候干燥的春秋时朝，外燥引起内燥，就更容易得病了。

乾卦之人还需注意脑部的保养。因为按照《易经》的说法，脑部在人体这个小宇宙属于乾卦，所以，脑部保养对于乾卦体质人来说意义非同一般。

乾卦体质之人常会饱受头痛、头晕的折磨。在服用药物不能奏效的情况下，灵芝是乾卦体质人的首选保健药。一向有"仙草"之称的灵芝，具有补脑、补脾的功效。中医又认为，脑部疾病的发生与脑和脾都有密切关系。因此，建议大家选用灵芝，将灵芝和清水一起煮着喝，几次后即可缓解头痛症状。

灵芝具有很好的补脑功效，特别是对于乾卦体质的人来说更是保健佳品，乾卦体质人在思虑过多、用脑过度的时候服用灵芝水，效果非凡。

另外，对于乾卦体质之人来说，每天喝几大杯水的保健方法则显得不太明智。因为水是往低处走的，喝得太多会使人体之气向下运行，这样就会影响头部之气的正常供应。而乾卦体质人的头部又是要害部位，喝太多水对健康自然没有益处了。

梳头养脑更增寿

在人体这个小宇宙中，脑部可以说是保卫我们人体的蓝天。对于乾卦之人来说，头部保养更为重要。这里就介绍一种简单易行的方法——梳头。

头为"诸阳之首"，身体所有的阳经都上达于头部，适时适度地刺激一下头发，就能疏通全身的阳经，调动人体的阳气，当头部的血液流通顺畅时，我们自然也就感觉神清气爽了，而且更为神奇的是，这个小动作还有防治失眠、神经性头痛及脱发的功效。要使梳头达到保健目的，梳子最好选牛角梳、玉梳、木梳，而尼龙、塑料的梳子容易产生静电，对头发、皮肤会产生损伤。而且梳的时候也要讲究方法：是从额头的发际一直梳到颈后的发根处；二是每次梳头要坚持十分钟左右，大概百余下；三是梳头时要有一定的力度，以使头皮微热为宜。

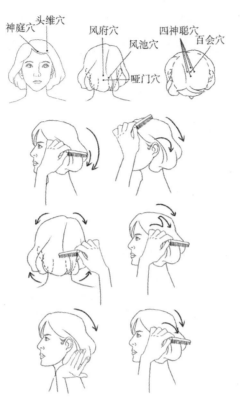

神庭穴　头维穴　　风府穴　　四神聪穴　百会穴
　　　　　　　　　风池穴
　　　　　　　　　　　哑门穴

乾卦体质人养生小秘方

乾金之人容易燥热，如果再吃一些容易上火、起燥热的食物，无疑是火上浇油，不利于身体健康。所以，乾金之人在养生时要多吃一些清凉润肺泻火的食物，比如银耳、藕、百合、杏仁等。

经常便秘的乾金之人，要多吃木瓜。

乾卦体质人要少抽烟、少喝酒，尤其是比较干燥的天气，外燥引动内燥，如果继续抽烟喝酒，不吃凉润的食物就容易得病。

乾卦之人很少有气郁的时候，所以对于具有发散功能的食物和花草要尽量少食，如葱、姜、蒜、莴苣等。其他体质的人食用这些食物后会有助于气机运行顺畅，有利身体健康，但乾卦体质人用了会引起身体的诸多不适反应，反而危害身体健康。此外，乾卦之人喝太多的水会影响身体头部之气的正常供应，对健康无益。

通常治感冒的"生姜红糖水"乾卦体质人是不宜服用的。乾卦体质人感冒时最好用剥去外壳的桂圆 20～30 颗，果肉连带果核煮水，趁热服用，这样感冒会较快痊愈。

乾卦之人要特别注意保护头部，不用冷水洗头，不要洗头后未干受寒或受风；不要做头顶球或伤及头部的运动。

乾卦体质人养生大穴

通过上面的介绍，我们知道乾卦体质之人应重点保护头部。在头部诸多穴位中，以下几个穴位操作起来既简便，效果也相当不错。

每天按揉百会穴，提升真气不用愁

百会穴是人体诸多经脉会集之处，是调节大脑功能、保养头部的首推大穴。百会穴可治与头部相关的多种疾病，如头痛、眩晕、头重脚轻、高血压、失眠、健忘等。头痛时用手指按压百会穴 3～5 分钟，以酸痛为度，不久头痛症状就会减轻；也可以将右手手掌置于百会穴上，左手压在右手掌背上，顺时针按揉 5 分钟，头痛症状也会减轻。

位于头部前发际正中直上5寸

百会

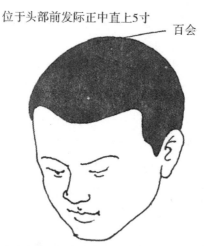

提神醒脑，别忘按揉后顶穴

每天用大拇指按揉此穴 3～5 分钟，坚持空闲就按，能促进脑部血液循环，起到提神、醒脑的作用。

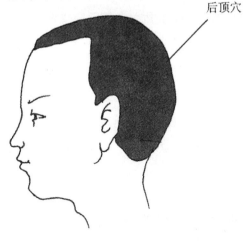

后顶穴位于头顶正中线后发际上5.5寸

后顶穴

常按风池穴，头部更轻松

头痛时采用正坐的姿势，双手中指指端着力，按揉风池穴约 1 分钟，有利于保持头脑清醒、增进大脑功能，对头痛也有一定的疗效。

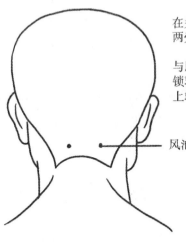

在头额后面大筋的两旁与耳垂平行处。

与风府穴相平，胸锁乳突肌与斜方肌上端之间的凹陷处。

风池穴

坤卦体质人：面黄头大，易患消化系统疾病

坤卦体质人特点：面黄头大，唇厚鼻大，个矮敦实，身体健壮，脉缓。秉地土之气，土性湿，湿气通于脾，故坤卦体质人易患消化系统疾

病。湿易生痰，故易患痰饮、腹泻、水肿等病。坤卦体质人内向，有实干精神，且宽容厚道。寿命偏长，因为阴阳平衡较好。

坤卦代表脾，脾是后天之本、气血生化之源。坤卦体质之人通常脾系统不会太好，所以常会出现痰饮、水肿之类的症状，或是肚子疼、腹泻、出血、爱发脾气等病症。坤卦体质之人要想祛除疾病，永葆身体健康，就要随时把新鲜气血输送到身体的各个部位，让血液保持一种快速流动的状态。只要体内没有淤血存在，人就不会生病；相反，体内有淤血存在，人就会生病。

大米粥——黑土地上的养脾珍品

喝粥是个延年益寿的好方法，保养脾胃也要遵循此道，而产自东北的大米更是必选之物。从《易经》坤卦的卦象来看，地代表田，身体代表腹、脾、胃、肌肉，而坤又为湿土。在大自然中，最典型的湿土莫过于黑色的泥土，就是说，凡是产自肥沃黑土地里的东西都是养脾的宝物，所以说，北方肥沃的黑土地出产的稻米是珍贵的养脾宝物。然而，用大米熬粥更能发挥其营养价值，健脾和胃、补中益气、除烦渴的功效极佳，尤其在气候干燥的春秋时节，早晚全家人喝点大米粥，还能远离口干舌燥的困扰。煮粥最好用高压锅，可避免营养物质的损失。煮之前，要一次性把水量加足，中间不要再添水，这样熬出的粥才会香醇滑嫩、美味可口。

喝点人参茯苓酒，脾胃不再虚弱了

脾，属于坤土，而坤土之中出产的药物食物具有坤土之性，具有真正的补脾作用。对于脾胃虚弱的人来说，除了大家熟知的大米外，产自黑土地上的人参也值得一提。人参味甘、微苦，归脾、肺、心、肾经，对于脾气不足引起的食少倦怠、呕吐泄泻症有很好的治疗效果。

人参的最佳搭档就是茯苓、白术、甘草，方法是将各种药材各取30克，研成碎粗末，装入布袋，扎口；再放入干净器皿，用白酒浸泡4~5日后，即可每日饮下。人参茯苓酒可以改善因脾胃虚弱所引起的形体消瘦、倦怠乏力、面色萎黄等不良反应。

其实，不光大米、人参可以保养脾胃，所有黑土地里出产的食物，像燕麦、茭白、芡实、薏米都有这个作用，细心的你一定会发现这些食物吃起来会有一个共同的味道——淡味。其实，这个淡味，正是与坤卦相对应的味道，越是味道淡的食物，对保养脾胃的效果越好。

坤卦体质人养生小秘方

坤卦体质之人的主食要以面食为主，面粉和元麦粉（青稞）都是对坤卦体质人特别有益的食物。特别是在坤卦体质人出现口渴、唇干、溃疡等症状时，只要吃一段时间的元麦粉，有助于症状好转。

此外，芡实、芋头、扁豆、荸荠、人参等食物，都是坤卦体质之人不宜拒食的食物。有些书中说到坤卦体质之人应吃"生泥鳅"，但活生生的东西或者切碎后腥腥的东西，又怎么咽得下去？更何况还有感染寄生虫的风险。因此，泥鳅最好还是炖汤来喝，油炸泥鳅虽味美，但并不适合补益身体，吃多了反而会伤身。不喜欢吃泥鳅没有关系，可以选莲藕汁、莲子等其他坤卦食物食用。

坤卦体质人不宜多吃黄鳝及烤制、煎炸、黄色、紫色、甜味、酸味的食物，虚该吃赤色、褐色、黑色及味道清淡的食物。坤卦体质人所食用的菜要少放调味料，姜、葱、醋、糖、茴香、花椒等都不能多吃。

由于脾主思，多思伤脾，坤卦体质人在遇到事情时宜大度，不宜钻牛角尖。父母要知道，如果你的宝宝是坤卦体质，不要强迫他去做自己不喜欢的事情，最好还是让他们去学习音乐、美术、唱歌、跳舞、演讲等让人开心的学科：以免因父母的苛刻要求，给孩子带来无法挽回的伤害。

坤卦体质人养生大穴

对于坤卦体质之人来讲，脾经上的穴位都是帮助血液循环的，所以属坤卦体质的你，一定要抽出时间来呵护一下自己的保命大穴，把气血引下来，让自己从此更加强健，百病不生。

太白穴是最强的健脾穴

太白穴乃是脾经上最具有统摄作用的穴位，不管是按揉、艾灸，还是外敷，都会起到补脾益肝的作用。因此，称其为坤卦体质人的保命大穴当之无愧！取坐姿，用拇指和食指分别掐按双足太白穴，每天坚持 3 ~ 5 分钟，力度以穴位微有胀痛感为宜，能缓解脾运化能力差所引起的腹胀、消化不良、女性崩漏等病症。

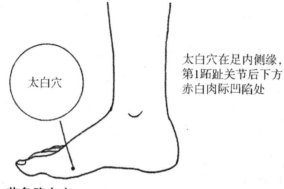

太白穴在足内侧缘，第1跖趾关节后下方赤白肉际凹陷处

治崩漏，艾灸隐白穴

按摩方法同"太白穴"，或者采用艾灸的方法，每天坚持 3 ~ 5 分钟。隐白穴最主要的功效就是止血，对于各种出血症状都能有效地缓解。

隐白穴，是足太阴脾经的井穴，在足大趾末节内侧，距趾甲角0.1寸。

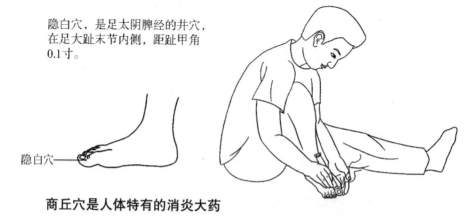

商丘穴是人体特有的消炎大药

按商丘穴可消除炎症，特别是细菌引起的女性膀胱炎、尿道炎、盆腔

炎等，无病者按摩可起到防病的作用，按摩方法同上。该穴位于足内踝前下方凹陷中，骨结节与内踝尖连线的中点处。

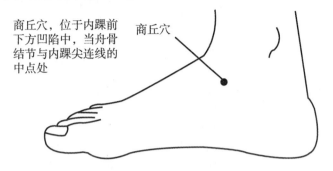

商丘穴，位于内踝前下方凹陷中，当舟骨结节与内踝尖连线的中点处

商丘穴

坎卦体质人：面黑体瘦，易患肾性疾病

坎卦体质人特点：面黑体瘦，目深耳大，个中等，脉沉。秉天之水气，水性寒，寒气通于肾，所以此型人易患肾性疾病，如水肿腰痛、不孕症、督阳虚衰、命火不足等，以及抑郁症，此型人高度内向，善谋，寿命较长，因阴气偏重，阳气耗损较少之故。

坎卦在人体对应的是肾脏，肾主水。坎水之人是个急性子，每天都在不停地忙碌着，就像一条湍流不息的河流，流到每一个需要他的地方。与其他体质人不同的是，坎卦之人易患肾系统疾病，如尿频、尿痛、尿急。此外，水性寒且阴，所以坎水之人容易得寒病，也易患上抑郁症。

超凡脱俗五色豆，女人的养生佳品

有一种五色豆粥，原料为四豆加紫米：豇豆、绿豆、黑豆、红小豆、紫米。此粥不愧为上天恩赐给坎卦女人的美容养生佳品。

如果有一天早晨，你起床后突然发现自己一侧脸颊明显突起一块，检查后是牙周肿起所致。此时，不必着急上火，因为这一小问题用红小豆就可以解决。方法是：每天都用红小豆水代茶饮，喝2~3天后，你就会发现自己的肿胀部位明显变小了。

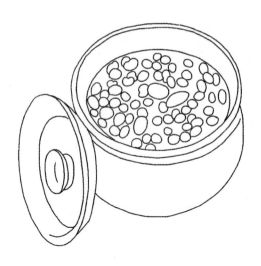

　　五色豆粥适合坎卦体质人，但你不要认为自己是坎卦之人，就可以肆无忌惮地食用，要具体问题具体分析。坎卦体质人在拥有共同特征的同时，也有着自己特殊的个性，所以，并不能完全地一概而论。如果你以前吃过豆子后有不良反应，就不能食用上述五豆。此外，对于初次食豆者来说，食用量要小一些，待没有不适症状时，再逐渐加量。若出现不舒服症状，如腹胀等，应立即停用，以后也不要食用为好。

坎卦体质人宜食得坎水之气的食物

　　猪为水畜，属坎水。所以，猪肉是坎卦之人的适宜食物。坎卦体质人所食用的肉，在做法上是有讲究的。通常坎水之人不宜食用烤肉和红烧肉，这些不仅对身体无益，还会损害健康。猪骨头也属于坎水，可以炖汤喝，一周两次饮用即可。此外，红薯、花生、茭白、鱼类、贝类、鸭肉等食物，都是得坎水之气，适宜坎卦体质人食用的食物。

坎卦体质人养生小秘方

　　坎水之人，不宜经常食用烧烤、油炸、多糖、酸味等的食物。应少吃，如小米、板栗、土豆、南瓜、黄芪等食物。

　　珍珠得坎水之精，尤宜于坎卦体质人。所以坎卦体质人若要购买饰品、化妆品，不妨选择以珍珠制作的。

最适合坎卦体质人的运动是滑雪、游泳。游泳时尽量不要去做桑拿，桑拿室中热气腾腾的环境，会形成一种对坎卦体质人不利的凶象——泽水困泽之象。因此，坎卦体质人最好敬而远之，同时，也不要从事热气迷漫的工作。

坎卦体质人喝水也有学问，不要晨起即空腹喝水；不要喝凉水、加盐的水等，只喝单纯的白开水，不凉不热温时喝就可以了。

坎卦体质人养生大穴

水通则无病生，水滞则百病生。坎水之人，只要打通周身的经络，就能起到保健养生、延年益寿的效果。

按太溪穴，肾虚不用愁

每天用热水泡脚10分钟，盘腿端坐，用左手拇指按压右踝太溪穴（内踝尖与跟腱的中点），左旋按压15次，右旋按压15次，然后用右手拇指按压左踝太溪穴，手法同前，以产生酸胀或麻的感觉为宜。太溪穴是肾经"原穴"，既补肾阴，又补肾阳。经常足跟痛、经期肚子疼、咽喉干、厌食症、胸闷、支气管炎等患者，应该多按揉太溪穴，顺着太溪穴把肾经的气血引过去。只要太溪穴激活了，症状就可以缓解。

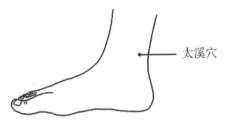

太溪穴　位于足内侧，内踝后方与脚跟骨筋腱之间的凹陷处。也就是说在脚的内踝与跟腱之间的凹陷处。双测对称，也就是两个。

打通涌泉穴，肾气十足

患者采用正坐或仰卧、跷足的姿势，然后用双拇指从足跟向足尖方向反复推搓涌泉穴，或用双手掌自然轻缓地拍打涌泉穴，以足底部有灼热感为宜。每天坚持按摩 2 次，每次 10 分钟。涌穴泉是一个井穴，即源头。按摩涌泉穴的目的就是引血归源，如果肾气不足，气就不往下走，不能归源，而往上走就会产生呃逆、寒性呕吐；肾气不足还会引起耳聋、耳鸣、高血压、老年痴呆等病症。因此，每天搓脚心，按涌泉穴就会起到引血归源，改善肾气不足的作用。

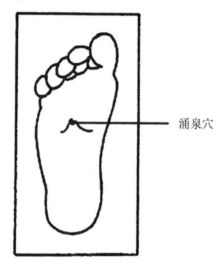

涌泉穴

每天搓脚心，按涌泉穴就会起
到引血归源，改善肾气不足的作用

无精打采，敲一敲大钟穴

按揉方法同上穴。大钟穴是肾经的络穴，有益肾平喘、通二便的功效。因与肾经连着气管，因此大钟穴能治疗支气管哮喘方面的疾病。络穴对治肾脏慢性病效果很好。胆小怕事的人，通常是肾虚、气不足引起的；整天没精神、晚上睡眠充足，但白天不到 10 点就又困了，而且吃完饭后总觉得没精打采，这也是肾气不足的表现。

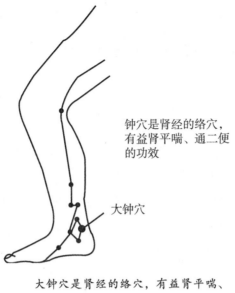

钟穴是肾经的络穴，有益肾平喘、通二便的功效

大钟穴

大钟穴是肾经的络穴，有益肾平喘、

通二便的功效

离卦体质人：面赤头小，易患心血管病

离卦体质人特点：面赤头小，体实身强，眼不大，但顾盼流星，脉数或洪大，离卦体质人秉天之火气，火性执，执气通于心，故易患心血管病，如冠心病、动脉硬化、脑出血及眼病、躁狂症等。此型人外向，思维敏捷，有发明家的素质。由于此型人为火型人，阳气偏盛，但阳气耗散过大，所以火型人寿命偏短，易猝死。

离卦对应人体的心脏。离卦在象数中属火，象征了太阳和火，所以这类人的火气比其他体质的人要大。被誉为太阳之子的离卦体质人，阳气很旺，火气更旺，有时说一个人的"脾气大，点火就着"，可能就是形容离卦之人，正是因为这种原因，所以离火之人易得口疮等火气重的病症。同时，这些人火气一大。就会直通于心和脑，心又主脑，所以容易患脑抽动一类疾病。平时，进医院的脑出血病人，大部分都是因离火快，急火攻心所致的。因此，离卦体质人患上高血压后，要注意脑中风的发生。除此之

85

外，离火之人还容易得眼睛方面的疾病，如眼底出血、眼睛骤然失明等。

荔枝，离卦体质人的首选良药

离卦之人只有少食用过于辛燥的食物，才能维持体内水火阴阳的平和。

荔枝是离卦体质人的首选灵药。很多时候人们认为，多吃荔枝会上火，因此很多人对荔枝望而却步，不敢食用。事实上，不能一概而论，如有的人属于离卦体质，饱受失眠的折磨，几乎每天半夜都要醒来几次，早晨又很早起床，连睡个懒觉都是一个奢望，睡眠不够，白天自然委靡不振。如果每天吃两粒新鲜荔枝，不仅不会出现任何上火症状，而且夜夜都会睡得很好，甚至早晨还需要闹钟才能叫醒呢。

究其原因，是因为离卦之人的上火，很有可能是离火的受损，需要补益离卦，而不能用苦寒之药来清火。所以离火之人吃荔枝通常无妨。但荔枝与其他甜品不同，通常多吃后不但不会升高血糖，反而会引起低血糖，因而对于个别人来说，还是应该少食荔枝，特别是低血糖患者。

每月粗粮一斗，赛过良药苦口

如今，面粉、大米等精制粮食却比不上一些粗粮玉米、小米、绿豆等的价格，这表明，人们已经意识到经过深精加工的粮食不反粗粮所含的营养成分高。对于病人来说，选择粗粮的优势在于：粗食在加工的过程中，不仅未丢失皮里的营养成分，更为重要的是保留了胚芽。胚芽是生命的起点，可以直入人心，补益人的心脏。所以，作为离卦之人，在选购日常的粮食时，要多花点心思，尽量去选择带有胚芽的粮食为好。

离卦体质人不可不吃的食物

以下食品能改善离卦体质人的体质和精神状态，特别是从事脑力劳动者。当你工作繁重时，大脑因过度紧张而头晕时，不妨取少量的首乌粉，用开水冲服。喝完之后，人的精神就会好起来，头也不晕了。

红薯是离卦体质人良好的补益食物。红薯是最佳的排毒食物，离卦体质人若想减肥、健美，红薯应该是首选，同时它的保健和抗癌等作用也不容忽视。在红薯的诸多品种之中，紫色的红薯营养价值最高，黄色的次之，白色的最次。

玉米对于离卦体质人是最好的健脑食物。它可以改善离卦体质人的体质、精神状态等，从而改善离卦体质人的学习状态，有利于提高成绩。所以，家有离卦的学子，需要多食用玉米食品。玉米也是紫色最好，黄色次之，白色最次。

葵花籽是向日葵的果实。它向着太阳生长，得了更多的离火之气，是补阳的良药，特别适合离卦体质人进补。因此，离卦之人不妨在休闲时嗑上几把葵花籽。

但对于平时吃葵花籽就上火的人，还是少吃为好。

离卦体质人养生小秘方

离卦之人最容易被坎水的食物所伤，如螃蟹、贝类和鱼类等。因此，最好在家中准备一些紫苏，身体出现不适时，喝些紫苏水症状会改善。

紫色食物最适合离卦之人，如紫茄子、紫葡萄、西梅、香芋、葛根、紫薯、芡实等。

鲤鱼、虾、公鸡、野鸡等，其中鲤鱼、虾，既得坎水之气，又具离火之气，离卦之人最易被坎水食物所伤，因此坎水食物离卦体质人还是少吃为妙。公鸡、野鸡等就是离卦体质人的首选了，离卦体质人不妨常吃。

酸味和辣味的食物，如梅子、醋、酸菜、辣椒等适合离卦体质人食用。

苦味食物有去火的功效，离火之人不宜食之。

有个女孩长得有些胖，她整天为自己身上的赘肉苦恼，后来一个偶然的机会她听朋友说，吃苦瓜能减肥，苦瓜具有排毒、降血脂、抗病毒的功效。听了这个消息她兴奋不已，立即去菜市场买了两斤，一连吃了一个星期，清炒、凉拌各种做法都尝试了，但是后来并没有起到减肥的作用，还把自己弄得天天无精打采，精神不振。

由于身体不舒服，她去了医院，医生告诉她，她的症状是因吃苦瓜过量而引起的，她感到疑惑不解："为什么别人吃可以减肥，而我吃后就会产生副作用呢?"医生告诉她说："每个人的体质不一样，有人偏寒，有人偏热，你的胖是虚胖，与其他肥胖者不同，所以……"

她是典型的离卦体质，离火之人补益身体应多食具有补益离卦体质人之气的食物。而苦瓜具有泻火的功效，离卦体质人食之有损身体健康。所以提醒肥胖的女性，减肥不要盲目，要采取科学的方法，以免得不偿失，伤害身体。

离卦体质人养生大穴

人体之中，心属于离火。手少阴心经的原穴神门是离卦体质人的保健穴。

腹泻、月经失调，按神门穴

小李是离卦之人。她经常会出现腹泻、月经不调等症状。中医便建议她腹泻时按一下神门穴。离卦在人体对应于心，神门是手少阴心经的原穴。后来，她按了神门穴后，腹胀、腹泻有所缓解，以前都是整日睡不着觉，现在晚上9点多她便上床睡觉了，身体状态恢复得差不多了，不仅腹

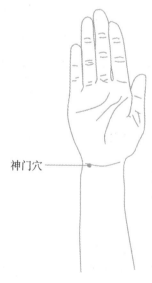

神门穴 ———

神门穴位于腕部，腕掌侧横纹尺侧端，尺侧腕屈肌腱的桡侧凹陷处

泻、小腹发胀的症状基本改善，月经不调也在按摩两侧神门穴的情况下得到了缓解。

心脏不好的人，请按极泉穴

对于心脏不好的离卦体质人来说，心慌、气短、胸闷是常有之事，多半是因为暑热之邪耗心气、伤心阴所致。腋窝顶点脉动处的极泉穴，是手少阴心经的起点，经常按摩有宽胸宁神养心的功效，可治疗冠心病等。将左右臂交叉于胸前，左手按右腋窝，右手按左腋窝，运用腕力带动手指，有节律地捏拿腋下肌肉 15 次；再反复揉压 15 次，直至出现酸、麻、热的感觉。早晚各 1 次，每次 3～5 分钟。手法要轻柔，切忌用力过猛。

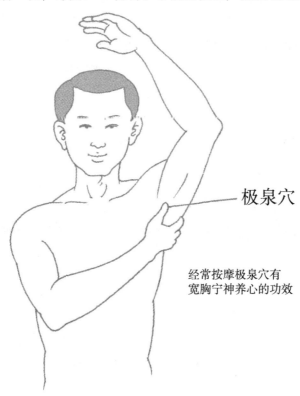

极泉穴

经常按摩极泉穴有
宽胸宁神养心的功效

经常按摩极泉穴有宽胸宁神养心的功效

艮卦体质人：同坤卦体质人，易患脾胃疾病

艮卦体质人，同坤卦体质人，因艮为山，山边为土之故。艮卦体质人特点：面色发黄，圆脸，头大，肩背部发育良好，腹部宽大，手足大。对于时令的适应，能够耐受秋冬，不能耐受春夏。

艮卦对应人体的胃，对应五行中的土。艮者土也，山也。艮相当于大山，万物生长于土中，也归于大地，所以艮卦是万物之所终始也，对应人体的脾胃，脾胃也对应于土。如果出现脾胃不再腐化水谷的现象，就会出现脾胃系统的疾病。艮卦体质者的胃一旦受伤，则很难自动恢复，即使暂时治好，也很容易复发。因此，对于艮卦之人来说，胃部保健显得特别重要。

色黄、味甘食物是艮卦体质人的"灵丹妙药"

艮卦体质之人脾和胃大多都不怎么好，应该注重多吃一些对脾胃有帮助的食物。

艮土之人适合吃色黄或味甘的食物，如小米、黄豆、黑芝麻、白芝麻等。这些色黄味甘的食物，得到了充足的艮土之气，恰与艮土之人的体质相辅相成，对艮卦体质人的调理作用也更明显。

艮卦体质人要多食得艮土之气的食物

高山之上，沙土之中生长的动物和植物，如土豆、南瓜、老黄瓜、木瓜、菜花、银耳等植物得艮土之气，有养胃、护胃的功效。此外，一些东北和西北产的植物和动物也非常适合艮卦体质人食用。

经常熬夜，作息时间没有规律的人，不仅伤肝，还会伤胃。要想改善胃部功能，除了保证合理的休息时间外，喝一些保健汤品也很必要。

玉竹汤：取玉竹 30 克，瘦肉 250 克，共同煲汤，此量适合 2~3 人饮用。

鲜百合银耳糖水：取鲜百合 30 克，银耳 30 克，雪梨 1 个，燕窝 10 ~ 30 克，冰糖适量，共同炖糖水，此量适合 2 ~ 3 人饮用。

艮卦体质人养生小秘方

艮卦体质人天生胃气不足，再加上现代生活节奏加快，大大增加了患胃部疾病的概率。预防胃部疾病的发生，就要遵循以下养生原则：

胃不好的艮卦体质人最好少食牛奶、豆浆、番茄、生地等属于坎水或对泽的食物和药品，因为胃内水过多会影响治疗，引起胃部疾患。

胃在上午 7~9 点辰时当值，这时也是艮卦体质人进食滋补的最佳时机。辰时太阳升起来了，此时的早饭犹如补阴，最容易消化，到 9 点将食物转交给脾经运化成经血，也减少了发胖的可能。

艮卦体质人养生大穴

呕吐，找冲阳穴

适合艮卦体质人养生的大穴——冲阳穴。此穴是足阳明胃经上的原穴，是胃经气血的重要来源，对艮卦体质人来说相当于一个国家的中央政府，可以直接解决问题。

艮卦之人很容易呕吐、胃痛，受凉也呕吐，吃错也呕吐，疲倦也呕吐，最好的缓解方法是用手指按压两侧冲阳穴，按压 3 ~ 5 分钟后，呕吐症状就会有所减轻。艮卦，在人体应于胃，而冲阳穴，是足阳明胃经上的原穴。原穴，是人生命的要穴，相当于人体的"中央政府"因此，人体的小毛小病，直接找人体的"中央政府"。

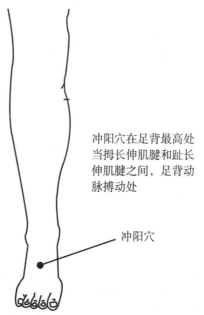

冲阳穴在足背最高处当拇长伸肌腱和趾长伸肌腱之间，足背动脉搏动处

冲阳穴

提高胃功能，按足三里和天枢

每天按揉双侧足三里、天枢 3～5 分钟，力量由轻到重，再由重到轻，每次 3 分钟，每天不拘次数。或者，饭后 30 分钟内或每天早上 7～9 点的时候对两侧足三里穴和天枢穴做艾灸，坚持一段时间，能使胃功能强健起来，有效预防慢性胃溃疡、胃穿孔等症。

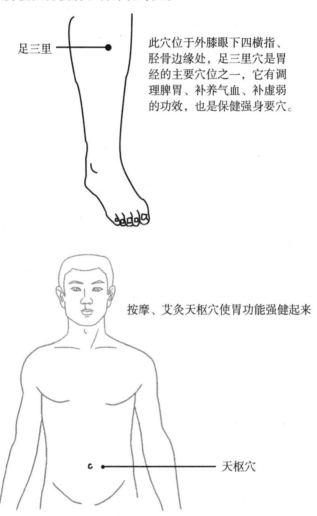

足三里 —— 此穴位于外膝眼下四横指、胫骨边缘处，足三里穴是胃经的主要穴位之一，它有调理脾胃、补养气血、补虚弱的功效，也是保健强身要穴。

按摩、艾灸天枢穴使胃功能强健起来

天枢穴

提高胃功能，按足三里和天枢

常按中脘穴，让你脾胃更健康

中脘穴是胃的募穴，是胃的经气会聚于腹部的位置，在体内对应的位置也是胃，和足三里联手能治疗胃肠道的疾病。每天饭后 30 分钟内按揉中脘穴 5 分钟，再按揉双侧足三里 3 分钟，配合推腹，可有效消除食积，不再腹胀呕吐，让脾胃更健康。

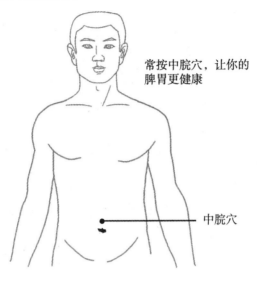

常按中脘穴，让你的脾胃更健康

中脘穴

常按中脘穴，让你的脾胃更健康

震卦体质人：面白头小，容易患肝病

震卦体质人同巽卦体质人，因为震位东方，东方属木之故。震卦体质人特点：面色苍白，头小，脸长，肩背宽大，身子直，手足小。对于时令的适应，能耐春夏，不耐秋冬，秋冬时节容易受到外邪的侵袭而患病。

震卦与人体的肝脏相对应。肝在五行中的卦象属木。震木之人容易患肝病。因为震木之人可能爱发脾气，常因芝麻大点的事大哭大闹，搞得家里沸沸扬扬。这种扶况，多半与震卦体质人的肝气生发过大、肝的阴血不足有关。同时，震卦体质人一旦发生久咳不止、眼睛肿痛、扁桃体发炎、口腔溃疡、闭经等疾病，特别容易发展成慢性病，这时用常规的治疗根本无效。那么，有人会发问了，难道震卦体质的人，就要等着病魔夺走他的健康吗？答案是否定的。按同气相求的原则，既然肝脏属于"震卦"，震卦体质人就应该多食用一些得震卦之气较多的食物和保健品，来补养自己脆弱的肝脏。

金橘愉悦的香气，能调理月经不调

震卦的女性比较容易发生月经不调。《易经》中，肝脏五行属木，在阴阳中为阴中之少阳，外与春色、青色、酸味相应。此外，中医中肝主疏泄，具有疏通发泄、通畅的作用。同时，由于肝脏具有贮藏血液和调节血量的功能，因此，女性月经不调与肝关系密切。

最近一段时间，小王一直月经不调，开始一两个月没有在意，但到后来她发现自己的皮肤逐渐变得暗淡无光，有时还会伴有失眠和多梦的情况，严重影响了工作和生活情绪。去医院检查，医生说是由气滞血淤引起，她感到很苦恼。后来，她得知自己是震卦体质，于是每天饭后吃上几个金橘，连续吃了一个月，后来每次月经都如期而至。金橘化淤止血而不伤新血，开郁气而不伤正气，特别适合震卦女性，治疗气滞血淤引起的月经不调。

一个梨，解震卦体质人肝气郁结

震卦体质人比较容易发生胸闷头疼、视觉模糊、抑郁等症状。梨有较好的保肝、养肝和帮助消化的作用。有的人，每天走进办公室就会感觉胸闷头疼、视觉模糊、抑郁，这种症状完全是因肝气郁结而引起的。如果确认属于震卦体质，那么缓解的方法很简单：每天坚持吃两个生梨，症状很快就会减轻。吃梨胜过吃药，在这里，需要说明的是，不同吃梨方法可以产生不同的功效。生梨治上呼吸道感染、便秘、尿赤等症状；喝梨汁，或加胖犬海、冬瓜子、冰糖少许能滋润喉头、补充津液；把梨煮熟，如冰糖蒸梨可以起到滋阴润肺、止咳祛痰的作用。

震卦体质人养生小秘方

芦荟以及一些绿色的食物都得震气，是有利于震卦体质人的养生食物。因此，震卦体质人不妨多吃一些，不管你用什么方法吃，只要吃就有益无害。

俗话说"怒则伤肝"，任何愤怒、抑郁都可能给原本肝功能就不好的震卦体质人带来伤害。因此，震卦体质人应努力做到心平气和、心胸宽广，保持乐观开朗的良好心态。

震卦体质人养生大穴

按太冲穴，排出毒素一身轻松

肝是解毒工厂。如果人体内积累了大量的毒素，只有两种选择：一是进补；二是清理毒素。那么，相信有99%的人会选择先清毒后进补。肝上的原穴是太冲穴，所以，我们清理体内的毒素是相当容易的，在晚上看电视的时候，按摩10~15分钟太冲穴就可以了。在揉太冲穴的时候，还会体会到，刚刚和爱人、孩子闹过情绪的你，现在变得开朗了，而且很多的事情都能和平解决了，看问题的心态和解决问题的角度也和以前大相径庭了。

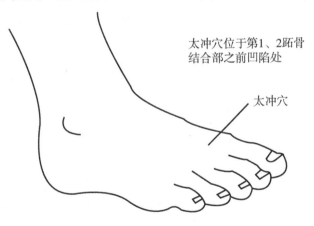

太冲穴位于第1、2跖骨结合部之前凹陷处

太冲穴

太冲穴位于第1、2跖骨结合部之前凹陷处

按揉行间穴，治牙痛、腮部肿痛

行间穴在大脚趾和二脚趾缝上，是一个火穴。肝属木，木生火，如果有人火气太旺，就泻火，这就"实则泻其子"行间穴就是一个泻火的穴位。如果经常两肋疼痛、嘴苦、口臭，那是肝火旺的表现，而像牙痛、腮部肿、口腔溃疡、鼻出血，尤其是舌尖长泡，就是心火旺盛，这时火已经不在肝上，多揉行间穴就可以消失了。

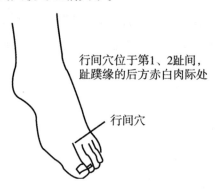

行间穴位于第1、2趾间，趾蹼缘的后方赤白肉际处

行间穴

行间穴位于第1、2趾间，趾蹼缘的后方赤白肉际处

阴陵泉穴位于膝盖斜下方，小腿外侧之腓骨小头稍前凹陷中

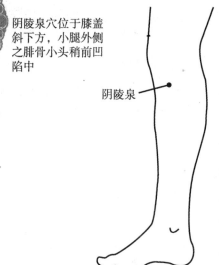

阴陵泉

阴陵泉穴位于膝盖斜下方，小腿外侧之腓骨小头稍前凹陷中

月经不调，要按阴陵泉

阴陵泉这个穴位可以说是震卦体质人身上的一个宝穴，特别是对于月经不调的女性来说，它相当于中药"逍遥丸"有很多女性月经不调到医院去，结果医生给开了点逍遥丸一吃就逍遥了，高兴了。其实，月经不调的主要原因就在于肝中郁气，只要把郁气排出，郁气散尽人体自然就通畅了，月经也就如期而至了。所以月经不调的女性只要每天抽出 10 ~ 15 分钟，按一下阴陵泉，省了"逍遥丸"不说，女性还会变得更美丽、更快活自在。

兑卦体质人：面白方脸，应注意肺部保健

兑卦体质人同坎卦体质人，因兑为泽，泽边为水之故。兑卦体质人特点：**面色发白，方脸、头小，鼻子方且结实，肩背窄小，腹部小，手足小，骨轻，不动则静，动则非常猛悍。对于时令的适应，能够耐受秋冬，不能耐受春夏，因此春夏季容易受外邪而患病。**

兑对应人体的肺，在五行属金，肺气容易虚弱。如果属于兑卦体质人，就要特别注意肺的保健。肺部不生病，其他疾病一般来讲比较好治愈。而肺部一旦生病往往是大病，所以兑卦体质之人一定要加强肺部的保养。

鸡蛋一枚，令"肺"扬眉吐气

兑卦之人肺不好。兑卦体质人患肺病，严重者会发生阴虚肺燥咳嗽、心烦失眠等症状。俗话说"宁吃飞禽四两，不吃走兽半斤"，鸡蛋对肺病患者有利。

某男士肺一直不好，常有咳嗽、浑身乏力、食欲差、厌食等症状。中医认为，鸡蛋味甘，性平，有补阴益血、除烦安神、补脾和胃的功效，适于阴虚肺燥咳嗽、心烦失眠的患者食用。于是他坚持每天食用一枚鸡蛋，三个月后症状减轻了。

养肺，要选白色食物

肺主气，在志为忧。兑卦体质人肺气不足，在情绪上会表现为忧愁、悲伤，也就是常说的多愁善感，看悲伤的影视剧或小说，就会被感动。如果你也属于这种人，那你的肺功能可能有问题。究竟该怎么办呢？不必担忧，只要吃一些补肺的食物，就会让你的肺功能越来越好。中医说"药食

同源"，不同颜色的食物即可治疗不同的疾病。对于肺气不足的人来说，白色食物是首选，如牛奶、大米、面粉和鸡、鱼类等。白色在五行中属金，入肺，偏重于益气行气，兑卦体质人多吃白色食物，食物中的大量蛋白质成分会消除身体的疲劳，能够促进疾病的康复。

兑卦体质人养生小秘方

兑卦之人肺气不足，那就在吃粥时多喝些米汤吧。米汤最能补兑卦体质人的体质。每天坚持喝两碗米汤，兑卦之人就会感觉神清气爽，告别面黄肌瘦、身体单薄。

还有番茄和一些红色的蔬果也是兑卦体质人的首选良药。番茄生食就能起到减肥、去斑、抗衰老、凉血平肝等功效。兑卦之人不宜吃烤制的食物。

此外，兑卦体质人养生有一独门秘诀：开开心心每一天。不为别的，就为自己的健康，也不要和一些人或一些事过不去，更不能去钻牛角尖。想想，如果生病了，没有人能替你受罪。所以，生气的时候最好调节一下自己的情绪，尤其是在疾病反复发作、难以痊愈的时候，要好好想想，是不是控制一下自己的情绪，不要生气。

兑卦体质人养生大穴

太渊穴，神奇的补气原穴

如果你多走一点儿路就会气喘吁吁，爬楼梯会上气不接下气，感到四肢无力，浑身冒汗。这就是因为肺气亏少，肺功能活动减弱而形成的肺气虚证。这时就该开始补肺气了，太渊穴的补气效果最好。它位于腕横向纹上，很深的位置。按揉起来也很简单，只要感觉到自己气不足、气虚时，用拇指端按在太渊穴处，由轻渐重地先掐后揉36次为一遍，每次3~4遍就能起到良好的补气效果。

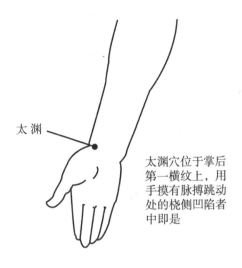

太渊

太渊穴位于掌后第一横纹上，用手摸有脉搏跳动处的桡侧凹陷者中即是

太渊穴，神奇的补气原穴

按侠白穴，补气又护肺

如果你常为小事感到恐惧不安、惊慌失措、心跳加速，两肋骨疼痛。这多半是因肺气虚引起的。除了按揉上面提到的补气要穴外，还要求助于保护肺的"侠客"——侠白穴。侠白穴是肺经上的穴位，由于肺属金，金在五行的颜色为白，因此这里的"白"是肺的意思。侠白就是保护肺的，它可以为身体补肺气。

心里堵得慌，按云门穴

特别爱生气的人，常会将气憋在身体里，发泄不出去，于是气就循着肺经走到四肢，就会造成四肢烦热、特别燥、心里堵闷、心发热等症状。这时，用力按一下云门穴，打几个嗝后，气就都跑出去了。云门穴位于胸前壁外上方，肩胛骨喙突上方，锁骨下窝（胸大肌与三角肌之间）凹

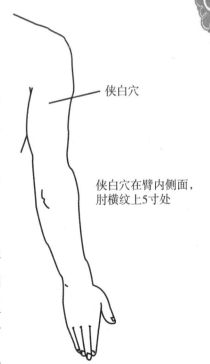

侠白穴

侠白穴在臂内侧面，肘横纹上5寸处

按侠白穴，补气又护肺

99

陷处，有清肺除烦、止咳平喘、通利关节等功效，常按摩可善治胸中热、胸中烦满、咳嗽、气喘、肩臂痛、上肢不举等症状。

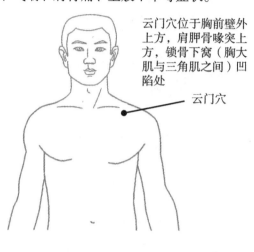

云门穴位于胸前壁外上方，肩胛骨喙突上方，锁骨下窝（胸大肌与三角肌之间）凹陷处

云门穴

心里堵得慌，按云门穴

巽卦体质人：面青体瘦，易患肝胆疾病

巽卦体质人特点：面青体瘦，身稍长或小巧玲珑，脉缓。秉天之风气，风气通于肝，故易患肝系统疾病，如肝风内劲、中风、高血压、过敏性疾患、神经官能症等。巽为木，属少阳之人。此型人疾心好动，阳气耗散较快，故寿命偏短。

巽卦和震卦在五行中同属木，对巽卦体质人来讲，只要肝胆不生病，基本上就会健康一生。胆一旦出了问题，就会表现为早上起来莫名的口苦，脸色灰暗像蒙上了一层尘土，经常偏头痛、坐骨神经痛以及乳腺方面有问题等，这都是胆汁分泌出了问题。

养肝护胆勿熬夜

巽属风，是木卦，而风气通于肝，因此，对于巽卦之人来说，最需要

100

呵护的脏腑器官就是肝脏了。我们知道，人体的肝脏主疏泄、主藏血，可以说是调节全身气机的大将军。如果这两个功能失常的话，就容易出现很多疾病，如肝气犯肺，易咳嗽并长久不愈；肝气郁结，容易导致扁桃体炎；肝郁化火，口腔溃疡容易反复发作；肝风上扬，容易引起头晕。而肝与胆相表里，对于巽卦体质人来说，只要肝脏不生病，基本上就会安安稳稳地度过一生了。

想要保护好肝胆，最忌讳的就是熬夜了。《黄帝内经》认为，晚上 23点到凌晨 1 点是胆经最旺的时刻，而凌晨 1 点到 3 点又是肝经最旺的时刻，肝血的净化、再生，胆汁的新陈代谢都在这个时段完成，所以，此时是人体进行睡补的最佳时段。如果此时还未进入睡眠状态，不仅无法养护肝胆，还会严重损耗阳气，对身体十分不利。

运动是巽卦体质人护肝的好方法

积极从事体育锻炼是护肝的又一有效方法，因为运动既可削减超标体重，防止肥胖，消除过多脂肪对肝脏的危害，又能促进气体交换，加快血液循环，保障肝脏能得到更多的氧气与养料。从护肝角度看，一要选好运动场地，以场地宽广、视野开阔、空气清新的地方为佳；二要选择好锻炼项目，以锻炼体力和耐力为目标的全身性低强度动态运动为好，如慢跑、快速步行（每分钟大约 110～120 步）、骑自行车、上下楼梯、爬坡、打羽毛球、踢毽子、拍皮球、跳舞、跳绳、游泳、打太极拳等。每天 1 次，每次持续

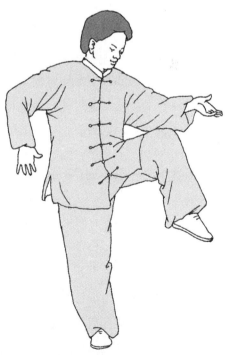

20～30分钟，以运动后疲劳感于10～20分钟内消失为宜。

绿色心情为肝脏保驾护航

人有七情六欲，其中怒是最伤肝的一种情绪。生活中，不少人会有急躁易怒的失常情绪，也许，偶尔生气后，能够合理发泄出不良情绪也不失为一种自我调节的方式，但若凡事都要动怒，几天几夜都跨不过这个坎儿，那就真是得不偿失了。这是因为怒气会造成血液循环障碍，影响肝部血液供应，身体某个零部件运转失常了，这台大机器又何以正常运转呢?

在春暖花开、万物复苏的春天，拥有一份阳光心情对养护肝脏尤为重要。春天是生发的季节，对应人体的肝脏，这时最容易伤肝。在这样一个脾气容易"上火"的季节，我们要学会保持乐观开朗的情绪，遇事不怒、不躁，及时排遣不利的情绪以免肝气郁结。

清热通淋的猕猴桃是巽卦体质人的良药

对于慢性胆囊炎久治不愈者，需轻泻胆热，增强其消化功能，可以食用具有清热通淋作用的猕猴桃。对于体弱、气血不足、消化功能过差的人，食用猕猴桃能补中益气、缓解疼痛。挑选新鲜的猕猴桃时，要挑接蒂处是嫩绿色的，接蒂处周围的颜色是深色的会比较甜，整体软硬一致，如果有一个部位软就是烂的。

三七花一朵，胆气十足

巽为木，其色青，所以色青的食物都是巽卦体质人的最佳补品。三七花就是其中一种，它色青，得巽木之气，补益肝胆，更补益巽卦体质人。

李女士每次过度劳累后都会感到肝区疼痛，但检查肝功能却很正常。其实，她的肝区疼痛是过度操劳而引起的，在中医看来这是虚损，在西医看来这称作疲劳综合征。后来医生为她开了药方，告诉她每天坚持喝一杯三七花茶。半月后她感到疼痛有好转，一个月后就基本不疼了。巽卦体质人平时把三七花茶作为保健茶常喝，养肝胆的作用十分显著。

巽卦体质人养生小秘方

巽卦体质人是大地最宠爱的孩子，几乎大地上生长的东西巽卦体质人都可以吃。但得兑泽之气的食物，还是适量食用为妙，如番茄、圣女果、冬瓜、西瓜皮、丝瓜等。喝粥也是一个不错的选择。

此外，为了疏肝解郁，保护胆，巽卦体质人还应少吃油炸、油腻食物、辛辣食物，少喝碳酸饮料。要经常进行体育锻炼，适当运动对身体非常有益；少发脾气；保持心胸宽阔、心情舒畅也是巽卦体质人健康的必备因素。

巽卦体质人养生大穴

人体之中，胆属于巽木。足少阳胆经原穴——丘墟穴；胆的气血汇集穴：日月穴等是巽卦体质人的保健穴。

护胆原穴——丘墟穴

丘墟穴是人体足少阳胆经上的主要穴位，经常按摩能让自己头脑清晰、情绪稳定，能承受意外不幸的心理压力。该穴位于足外踝的前下方，当趾长伸肌腱的外侧凹陷处，每天按揉两次，每次 3~5 分钟，对缓解巽卦体质人高血压、头晕等症，比吃药的效果还要好。

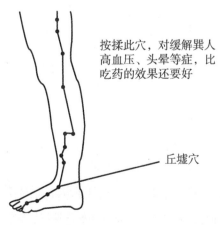

按揉此穴，对缓解巽人
高血压、头晕等症，比
吃药的效果还要好

丘墟穴

按揉日月穴，一指愈疾痛

胆的气血汇集在日月穴上。日月穴位于心窝下边，乳房旁开 4 寸，乳头的内侧。按揉日月穴能舒通瘀阻，预防和治疗胆经瘀阻引起的疾病，只要平时多揉日月穴，就一定不会得胆结石、胆囊炎。

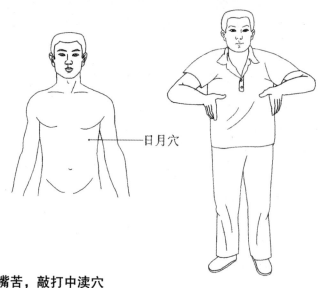

——日月穴

晨起嘴苦，敲打中渎穴

有的人早上起来嘴苦，或者经常肩膀疼痛，心里憋闷等，这些都是胆气郁结引起的胆经淤阻，胆汁上溢了。如果有类似症状，最好在睡觉前敲打一下中渎穴（位于股外侧面正中线上，膝中上五寸，股外侧股与股二头股之间凹陷处），第二天会发现嘴苦等症状会得到改善。同样，按揉阳陵泉所起的作用是一样的。

中渎穴（如果我们平常多敲敲此穴，就能有效预防胆结石、胆囊炎等病）

早生华发，要敲胆经

很多人认为，头发早白是遗传造成的。中医认为："发乃血之末"，由于营养供应不足才会造成白发。油性头发也是由于胆汁分泌不足，无法有效分解吃进去的油脂，加上肝热的因素引起的。敲胆经可以提高人体的吸收功能。操作方法很简单：坐椅子，搭二郎腿，正好露出环跳，手握空拳，抬起成自由落体向下，从环跳沿线到膝阳关，每天最好两次，每次单侧 2 ~ 3 分钟，自感大腿外侧发热、血液通畅、脚发热为宜。

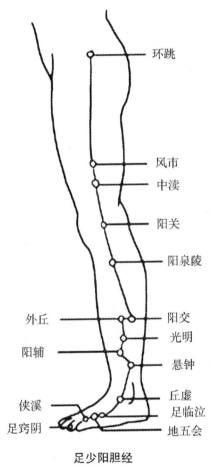

足少阳胆经

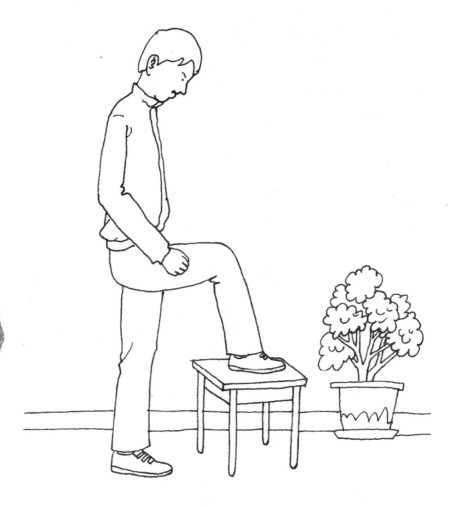

敲胆经可以提高人体的吸收功能

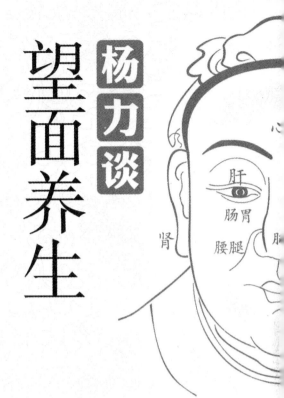

杨力谈

望面养生

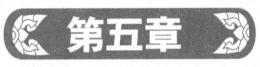

第五章

望面辨体质祛病养生法

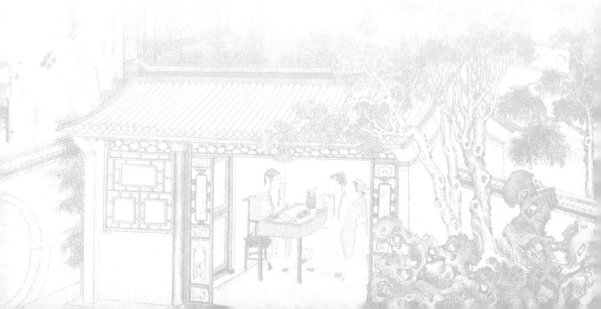

气虚质：面黄、神疲，需补气固本

气虚体质面象自诊

自我面诊	面色萎黄或淡白； 舌头整体淡白缺乏红润； 舌苔厚实，覆盖整个舌面，颜色白腻，或发黄。
体质特征	头晕目眩，甚至会出现晕厥； 精神萎靡，反应迟钝；失眠、多梦、健忘； 身体稍胖且浮肿； 畏寒、发冷，反复感冒，或低烧不愈； 食欲不振，肠胃弱； 便秘但不结硬，或大便不成形； 低血压、胸闷、心慌； 肌肉松弛，四肢无力，易疲劳，喜静不喜动，久坐后站立不稳； 容易自汗，运动时汗出更甚。
易患疾病	反复感冒； 低烧不愈； 月经提前或量少； 身体虚胖； 中气下陷致内脏下垂，如胃下垂、脱肛、子宫脱垂； 多汗、大小便次数增多、月经崩漏、白带增多； 高血脂； 鼻咽癌。
养生方法	补气养生。

反复感冒与气虚有关

很多气虚的人一到秋冬季节，天气稍微发生一点变化，别人加件厚衣服就行了，他却总是会感冒，而且经常是持续不断，反反复复。西医认为，感冒是由感冒病毒引起的，但是中医认为，反复感冒与气虚有关。

气虚体质者以全身之气不足为主要特征，表现为气息微弱，脏腑功能**低下，适应能力较差，不耐风邪、寒邪、暑邪，外邪很容易就侵入人体，而且一旦感觉或生病，持续时间较长，恢复也慢。**所以，气虚的人稍微受些寒凉就会感冒，而且还似江南小雨一样缠绵不绝。

气虚中有一部分是先天的因素，即一出生就具有这种体质。比如父母体弱，或婴儿早产，就会因先天禀赋不足而气虚。有研究表明，女性在21~28岁之间怀孕生育，产下的孩子身体最健壮，而30岁以后生的孩子更容易气虚，而体弱多病。对于气虚体质经常感冒的人来说，除了在感冒时对症服药外，在平时强健体质是杜绝感冒来袭的好办法。

邻居老李的孙女佳佳现在9岁了，体质较差，从小到大经常感冒，有时还头晕，说话有气无力的，见人不爱说话，很少和同龄的孩子一起玩。因为我知道佳佳的爸妈因为工作的缘故，虽然30岁就结婚了，但直到佳佳的妈妈35岁，才在父母的催促下要了佳佳，可现在孩子的身体不好，又让爷爷奶奶很是操心。佳佳的面色有些偏黄，看着像营养不良的样子，我让佳佳伸出舌头，是淡白舌，且苔薄滑，结合她不爱说话，说话有气无力等表现，我告诉老李，佳佳因先天不足，体质较差，属气虚体质，她经常感冒也与气虚有关，需要在平时多调理。

老李一听，立即准备去买一些高级补品来给孩子吃，我笑着对老李说，佳佳增强体质并不需要那么多的高级补品，只需在平时的饮食中稍加注意即可，过于滋补反而不利于孩子的身体生长。于是我给佳佳开了一味药是党参，一味药是菌菇类食材。让老李在平日早上或晚上为佳佳煮**党参红枣粥：**取粳米100克、党参10克、红枣20克，白糖适量，先把党参放锅内加清水熬煮40分钟，将药渣过滤出去，再把粳米、红枣洗净后放入党参汁内，照平日方法煮成粥即可，每次 1 碗，长期食用。

菌菇类的食材有香菇、草菇、金针菇、木耳、银耳、猴头菇等。香菇能健脾胃，补益气血，提高免疫力；金针菇有增强人体抵抗病毒的能力，还能益智安神，增强记忆力；银耳补肺养胃，对于气短、乏力都有较好的滋补效果。这些菌菇类最适合像佳这样先天不足，体质差，营养不良的气虚体质者食用。菌菇类的食用方法很多，可以清炒、清炖、烧汤，与肉类搭配更美味可口。如果孩子不喜欢吃油腻的，可以将菌菇类食材洗净切片，与青菜一同放入锅内用清水煮开，加放少许盐即可，制作成最简单鲜美的菌菇青菜汤。

一段时间后，再看到佳佳，已经面色红润，精力十足地和小朋友一起放风筝呢。

大人常流口水要补脾气

除了小孩子在睡觉时爱流口水之外，有些成年人也常常在一觉醒来发现枕巾被口水浸湿。中医认为脾主肌肉开窍于口，成年人睡觉流口水与脾气虚有关，即俗称脾虚。**脾虚运化失常，五脏六腑和四肢百骸就得不到濡养，肌肉弹力不足，容易松弛，因此睡着后，会张开口，形成口水外流。**

另外，唇也能体现出脾气的强弱，如果一个人的嘴唇经常干燥脱皮，且没有光泽，口中常有异味，则说明脾脏出了问题。

这种情况多因饮食失调，劳逸失度，或久病体虚所引起脾胃运动功能减弱、水湿停留、脾胃湿热或胃里存食下降、胃热上蒸所致，即所谓的"胃不和则卧不安"。

如果你经常睡眠流口水，最好多加注意身体，及时调补。下面推荐几款补脾气的食疗方：

灵芝香菇土鸡汤：取 6 片灵芝、10 朵干香菇，9 颗红枣，800 克左右的土鸡一只，葱、姜、盐、料酒适量，将灵芝、香菇、红枣在冷水里浸泡后洗干净，将葱切段、生姜切片备用；把土鸡切大块，放入砂锅中，加入足量的清水，用大火煮沸，撇去浮沫；将灵芝、香菇、红枣、葱段、姜片

111

一起放入砂锅内，加入适量料酒，用文火煲 2 小时，食用前加入少许的盐即可，适量喝汤食肉。本汤健脾益气、补肝肾，补虚、提高免疫力，适合气虚体质者长期食用。

大麦栗子粥：取 50 克大麦仁、栗子肉 20 克、红枣 6 颗，将所有食材洗净，放入锅内加清水，熬煮成粥。此粥有健脾消食、利水宽胸的作用，气虚体质者经常食用能强身健体，补益气血。

另外，平日可多服食健脾固肾的中药调补，如莲子、芡实和淮山，如无口干口苦，可加党参。脾虚一般不会单一出现，或夹寒，或兼热，或有气滞之象，所以一般没有固定的方剂。要调理好脾虚，你需要请中医为你对症用药才会见效，否则虽脾虚有所好转，而其他症状会随之而起，得不偿失。

女人经期总是提前，该补气了

正常来说，女性的月经周期为 28 天左右，偶尔提前个一次两次，或者提前的时间仅三五天又无其他明显的不适者，都属于正常情况。但是若每次提前都在 7 天以上，或者 1 个月来两次，这就是属于"经期提前"病症了。女性来月经是排卵带来的生理变化，并且女性体内卵子的数量是固定不变的，如果总提前，就会提前绝经进入更年期，提前衰老。有些月经提前的女性，脸上还爱长色斑，有暗疮，或者出现痛经。

中医认为，**女性月经提前的根本原因，就是气虚。因为女性月经是否正常，与肝、肾、脾及冲任二脉的关系密切。**如果因房事过度，伤害肾经导致肾气亏虚，就容易出现肾阴不足，虚火浮现，火气的存在和推行致使月经量少、月经提前，外在表现为皮肤干燥的症状；如果女性性格内向抑郁，导致肝气郁结，久而久之，郁滞化火，进而灼伤阴血，也会引起气血失和，月经不调；如果饮食或作息不规律，就容易耗损脾气，导致脾胃功能失调，气血不能正常运转，也会表现为月经失调和皮肤暗黄。

由此看来，对于女性来说，如果有"经期提前"的毛病，则有可能是气虚，该补气了。同时，通过舌象的不同，我们还能够辨别出是何种原因导致的气虚引起的"经期提前"。

若是面色暗黄，舌淡白胖嫩，舌面水滑，且小便过多的女性，则属于肾气虚导致的经期提前，对于此种状况，可以在月经前1周，如果提前的时间计算不准，可以月经结束后第15天开始，用黑豆50克、党参15克、红糖50克，三味一起煎汤饮服，每天1次，连服7次。

若舌胖大，舌体红，舌苔薄白，且平时喜欢生闷气，性格内向的女性来说，则是因肝郁化热造成的月经提前，可在月经前，用益母草100克，鸡蛋2个，加水适量同煮，待鸡蛋熟后剥壳取蛋，再煮片刻即可，除去药渣后，吃蛋喝汤，每天1次，连服7天。

若舌质暗淡胖大，舌苔薄，舌前半部分有较明显的一片瘀点，多是由于身体气血虚弱，推动血液运行无力，日久致瘀所引起的月经提前，气虚血瘀导致的月经提前，还会伴有月经量多，或淋漓不断、色淡质稀有块，小腹胀痛，血下痛减的症状。对于此种症状需要益气化瘀，可选用当归益母草蛋：当归10克、益母草30克、鸡蛋3个，将当归、益母草、鸡蛋加清水煮至鸡蛋熟后，去壳再煮片刻，去渣取汗，饮汤食蛋，每次1个，每日3次，连续7天。可活血行气，化瘀止痛，尤其适用于经期提前、血瘀痛经，经色紫黯有块，血排出后疼痛减轻者。也可以用玫瑰花15克，沸水冲泡代茶饮，可以起到理气解郁，活血散瘀的功效，适用于经期腹痛，以胀痛为主者，对于上面提到的肝郁化火，爱生闷气的女性也有很好的效果。

气虚质补气养生方

补气食物	红薯、粳米、糯米、山药、胡萝卜、黄豆、黑豆、豌豆、香菇、豇豆、土豆、茄子、羊肉、牛肉、鸡肉、葡萄、草莓、苹果、樱桃、红枣、银杏、莲子、栗子、枸杞、牛奶、豆腐。

破气食物	白萝卜、山楂、大蒜、薄荷、紫苏叶、荞麦、茶叶、蚕豆、荸荠、芹菜、黄瓜、豆芽、海带、紫菜、茭白、藕、芥菜、苦瓜、空心菜、西瓜、香瓜、梨、金橘、橙子、柚子、杨桃、柿子、菊花、麦冬、豆蔻、螃蟹、蛤蛎、蚌类。
补气中药	人参、黄芪、党参、淮山药、黄精、茯苓、白术、灵芝
补气中成药	香砂养胃丸、补中益气丸、四君子汤、玉屏风散、薯蓣丸、归脾丸。

推荐食疗方：

山药粥：山药 50 克、粳米 150 克，将山药削皮洗净切块，粳米淘洗干净，一起放入锅内按常法煮粥食用。能起到补中益气，益肺固精的作用。尤其适用于脾、肾气虚者。

大米扁豆粥：白扁豆 25 克、大米 150 克，先将白扁豆洗净后泡 8～10 个小时。大米洗净，用清水泡 1 个小时后，与白扁豆放入砂锅中；砂锅中加入清水，大火煮开；小火炖至扁豆熟软即可。此粥健脾祛湿，洁肤除斑。适用于气虚体质感觉体倦乏力，食少便滤，皮肤暗黑、色斑；或水肿，妇女带下；或暑湿阻滞、脾胃不和之呕吐腹泻等。

百合莲子粥：百合 30 克、莲子肉 30 克、粳米 200 克煮粥早晚服用。适合气虚体质偏心气虚者食用。

黄芪陈皮牛肚汤：取牛肚 500 克、黄芪 30 克、陈皮（去白）7 克、生姜 3 片，牛肚洗净后放入水中余 5 分钟后捞出沥干；然后将所有材料一起放入砂锅内，加适量清水后，用武火煮沸，再改用文火煲 2 小时，待牛肚烂熟后，加入盐、味精、料酒调味，适量食肉喝汤。本汤对气虚致一切脏腑下垂，如胃下垂、子宫下垂、脱肛者有明显改善疗效，并补气和中，调理体质。

党参枸杞鹌鹑汤：取鹌鹑 2 只，党参、枸杞各 30 克，盐、味精适量，将党参切片、枸杞洗净放入宰杀干净的鹌鹑腹内，用中文炖煮 2 小时，加入盐、味精即可。本汤补气益肾，补脑强筋骨。对于气虚体质者由于过度用脑而出现眩晕耳鸣、记忆力减退、思维混沌、腰膝酸痛、食之无味、神疲气短者有很好的补益功效。

经络保健方：

摩腰养肾功：肾为元气之根，故气虚宜作摩腰养肾功，方法：端坐，宽衣，将腰带松开，双手相搓，以略觉发热为度；再将双手置于腰间，上下搓摩腰部，直到腰部感觉发热为止。搓摩腰部，实际上是对腰部命门穴、肾俞、气海俞、大肠俞等穴的自我按摩，而这些穴位大多与肾脏有关。待搓至发热之时，可起到疏通经络、行气活血、温肾壮腰之作用。

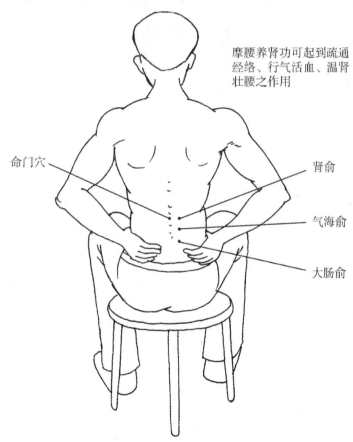

摩腰养肾功可起到疏通经络、行气活血、温肾壮腰之作用

命门穴

肾俞

气海俞

大肠俞

摩腰养肾功可起到疏通经络、行气活血、温肾壮腰之作用

"吹"字功：直立，双脚并拢，两手交叉上举过头，然后，弯腰，双手触地，继而下蹲，双手抱膝，心中默念"吹"字音，可连续做十余次，属于"六字诀"中的"吹"字功，常练可固肾气。

　　按摩关元穴：位于肚脐正下方3寸（4横指）的位置，关元穴具有培元固本、补益下焦之功，凡元气亏损均可使用。能够用于治疗气虚引起的痛经、眩晕、神经衰弱等症。操作：用手掌按揉和震颤关元穴。震颤法是双手交叉重叠置于关元穴上，稍加压力，然后交叉之手快速地、小幅度地上下推动。操作不分时间地点，随时可做。注意不可以过度用力，按揉时只要局部有酸胀感即可。

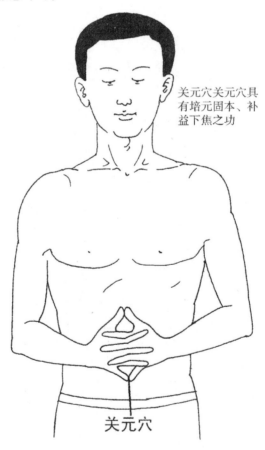

关元穴关元穴具有培元固本、补益下焦之功

关元穴

关元穴具有培元固本、补益下焦之功

按摩、艾灸气海穴：气海穴也就是人们经常说的丹田，位于下腹部，前正中线上，肚脐中下1. 5寸（约合3指）。本穴如同气之海洋，故名气海。此穴有培补元气，补益回阳，延年益寿之功。操作：艾灸，以艾灸条在穴位上旋转施灸，灸到皮肤发红即可。刺激此穴除了用按揉或艾灸的方法外，还可以通过调整呼吸来达到保健的功效。

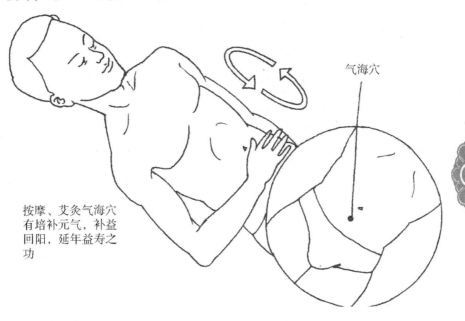

气海穴

按摩、艾灸气海穴有培补元气，补益回阳，延年益寿之功

按摩、艾灸气海穴有补益回阳，延年益寿之功

日常生活中，人们采用的多是胸式呼吸，靠胸廓的起伏达到呼吸的目的，这样肺的中下部就得不到充分地利用，同时也限制了人体吸入的氧气量。而腹式呼吸是加大腹肌的运动，常有意识地使小腹隆起或收缩，从而增加呼吸的深度，最大限度地增加氧气的供应，就可以加快新陈代谢，减少疾病的发生。气功中所谓"气降丹田"，其实就是腹式呼吸，将所吸入的氧气运至丹田深处并逐渐下降到小腹脐下，这时会感到有一团热气汇聚在丹田处，热气再往下沉至会阴间，这样的呼吸能使全身血液加速流通。

气海穴主治性功能衰退症状。对妇科虚性疾病，如月经不调、带下，或者是男科的阳痿、遗精，以及中风脱症、脱肛都有很好的防治作用，特

117

别对中老年人有奇效。

按摩、艾灸足三里： 足三里穴位于外膝眼下四横指、胫骨边缘。足三里是一个强壮身心的大穴，传统中医认为，按摩足三里有调节机体免疫力、补中益气、通经活络的作用。操作方法：拇指指面着力于足三里穴位之上，垂直用力，向下按压，按而揉之。10～15分钟为宜。或者点燃艾条，沿着穴位上下移动，进行十分钟，左右穴位都如是。

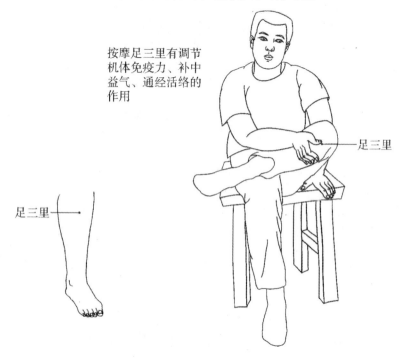

按摩足三里有调节机体免疫力、补中益气、通经活络的作用

足三里

足三里

按摩足三里有调节机体免疫力、补中益气、通经活络的作用

按摩、艾灸涌泉穴： 涌泉穴位于足前部凹陷入第2、3趾趾缝纹头端与足跟连线的前1/3处。睡觉前，用热水泡脚后，先用手掌搓右足足底108次，以足底发热为佳。搓完之后，再用大拇指指腹点按涌泉穴49下，感到酸痛就可以停了，然后换左足，方法相同。或者点燃一根艾条，在穴位上旋转施灸，直到灸条燃完为止。《黄帝内经》中说："肾出于涌泉，涌泉者足心也。"意思是指，肾经之气犹如源泉之水，来源于足下，涌出灌溉周身四肢各处。如果每日坚持推搓涌泉穴，可使人精力旺盛，体质增强，防病能力增强。

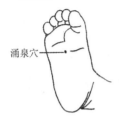

先用右手掌快速搓揉左脚心，然后用左手掌快速搓揉右脚心，搓到发热为止。然后进行艾灸。

涌泉穴

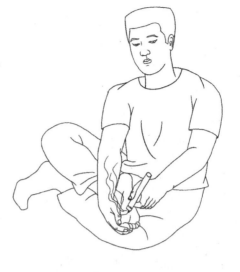

血虚质：面色苍白无华，需补气养血

血虚体质面象自诊

自我面诊	面色苍白无华、发灰，眼睑和嘴唇发白； 舌头颜色浅或淡白； 舌苔较薄或无苔。
体质特征	毛发稀疏、干枯、无光泽；少白头；脱发、掉发； 食欲差、大便不规律，有时便秘，有时又容易腹泻； 形体瘦弱，手足时常发冷，肢端常有麻木感； 皮肤干燥、眼睛干涩，指甲苍白、质薄， 头晕眼花，蹲下站立时眼前发黑、目眩，心悸、多梦、健忘； 容易疲劳，工作一两个小时后，就感觉身体疲乏、气短胸闷，不想说话； 女性月经量少、经期缩短、延期或闭经，不易怀孕；

易患疾病	贫血、出血性疾病； 脱发，少白头； 阳痿、性功能障碍； 月经不调、崩漏，不孕； 近视眼，干眼症； 神经性皮炎、瘙痒； 幼儿多动症，挑食。
养生方法	补血养生。

血虚不能简单地等同于贫血

现在选择中医的人越来越多，但对中医的一些常用术语却不是很清楚，经常有患者问我血虚和贫血是不是一回事，当然不是，血虚是不能简单地等同于贫血的。

血虚，是中医的专有名词，是指血液生成不足或血的濡养功能减退的一种病理状态。血虚体质的特点是面色苍白、唇色爪甲淡白无华、头晕目眩、耳鸣、两眼干涩、视物不清或雀目、肢体麻木、筋脉拘挛、心悸怔忡、神志不安、失眠多梦、语言低微、疲倦乏力、气短自汗、皮肤干燥、头发枯焦以及大便燥结、小便不利等症状。

血虚的形成原因有很多，但总结起来有三点：一是失血过多，比如外伤、月经过多或者其他原因造成的失血过多，从而导致血虚；二是饮食不节，如无节制地暴饮暴食、饥一顿饱一顿、偏食挑食等不良的饮食习惯损伤脾胃，脾胃功能失调后，水谷精微不能化生血液，不能濡养五脏六腑，就会导致身体血虚；三是各种慢性消耗，如过度劳累、身患重疾、大量出汗、习惯性腹泻、呕吐等使阴血暗耗，导致血虚。

而贫血是西医的名字，是指通过血常规检查，其单位容积血液内红细胞数和血红蛋白含量低于正常值。正常成人的血红蛋白量男性为 12 ~ 16 克/100 毫升，女性为 11 ~ 15 克/100 毫升；红细胞数男性为 400 万 ~ 550 万/

立方毫米，女性为 350 万～550 万/立方毫米，只要低于以上指标，就可以认定为贫血。贫血主要表现为面色苍白，头晕乏力。

一般来说，血虚的范围比贫血大得多，贫血一定会血虚，但血虚不一定是贫血。一个人在体检时即使血液各项指标都正常，只能说明他不贫血，但不能说明他不血虚。单纯的补血药物和食物能使你不贫血，使你的血细胞达标、结构正常，但不能改变你的血虚状况，尽管指标正常，可就是没精神，没力气。

中医治疗血虚从不会单开补血药，不会只让病人吃阿胶、红枣、桂圆，也绝不相信单纯补铁如吃硫酸亚铁就能解决血虚。因为中医认为的血虚是身体一系列"血虚症状"的总和，是一种身体不健康的表现，需要加以调理和预防，以免血虚进一步发展，待发病时对身体造成更大的伤害。这也是中医治未病的精髓所在。因此，中医所说的血虚与西医的贫血绝不能一概而论。

久视伤血，干眼症缘自血虚

"干眼症"以眼睛干涩，视疲劳为主要症状，有时还会有异物感和灼热痛感。以往在 60 岁以上的老年人出现这种情况的比较多见，多是和老年人肝肾不足有关。而现在，白领人群中患有干眼症的人是最多。调查证实，每天在电脑前工作 3 小时以上的人中，90% 的人都患有干眼症，而在未来 5 年中，干眼症患者人数还将以每年 10% 以上的速度上升。

中医认为，久视伤血，干眼症和身体血虚有关系。因"肝脉系目""肝开窍于目"，人体五脏中以肝与目的关系最密切。人在平时的生活和活动中用眼时，需要肝脏排出血液来维持，如果过度用眼，则需要肝脏源源不断地供应血液，从而耗伤肝精肝血，另外肝肾同源，继而耗伤肾精肾血。如此时再加上熬夜，不能让血归于肝，魂藏于舍，则精血更伤。因而出现肝血不足，无力濡养于目的表现，比如，总感觉眼睛内有异物刮擦，或有沙粒；干燥刺痛感或烧灼感；间歇性模糊，易疲劳；可能还会有畏光或其他的视力问题。

实际上，在信息社会，人每天坐公交车上看手机，上班时看电脑，下班后看电视、电脑，有时还要熬夜看电视、打游戏，这些屏幕对眼球能量的消耗远高于书报、花草。所以人长期处于这种视觉环境，必然会伤及肝血形成血虚，导致干眼症。

另外，长期久坐用眼，除双目供血不足外，颈椎、腰椎也会产生劳损，总得不到缓解，也会对肝脏造成损害。这种情况下，出现双眼疲劳、视力下降，甚至面色萎黄，头晕眼花的症状，也就不奇怪了。

为了避免久视伤血，发生干眼症，大家要养成良好的用眼习惯。大家在操作电脑、驾车、读书等长时间用眼时，要花些时间眨眼睛，一般每分钟要眨眼约20次，以使眼睛保持润湿而不干燥；要注意用眼卫生，勤洗手，不要用手揉搓眼睛，用眼一小时左右休息一会儿，闭目养神，眺望远处；减少使用电脑时间，避免连续长时间使用电脑；工作时保持一个合适的姿势和距离，使得视线能保持向下约30度，这样的一个角度可以使颈部肌肉放松，并且使眼球表面暴露于空气中的面积减到最低。

在日常饮食中，建议适当吃些猪肝、鸡肝等动物肝脏，同时补充牛肉、鲫鱼、菠菜、荠菜等富含维生素的食物。还可食用**百合红枣粥**：取百合10克、山药15克、薏仁20克、红枣（去核）10个，将上述材料洗净，共同煮粥食用，此粥不但防治干眼效果好，而且还能够明目。

在中药里，枸杞子养阴明目，能促进修复病变的角膜，提高机体抗病能力，菊花茶能让人头脑清醒、双目明亮，特别对肝火旺、用眼过度导致的双眼干涩有较好的疗效。经常用眼的人可以将菊花茶中加入枸杞泡水饮用。

当出现难以缓解的不适感时，要及早去医院确诊。

血虚质补血养生方

补血食物	动物肝脏、瘦肉、鸡蛋、乌鸡、动物血、乌贼、牡蛎肉、带鱼、鳝鱼、阿胶、黑米、黑豆、红枣、红豆、桑葚、桂圆、黑芝麻、核桃、木耳、花生、菠菜、红糖。

禁忌食物	大蒜、姜、葱、羊肉、狗肉、猪头肉、生萝卜、芹菜、荷叶、白酒、薄荷、槟榔；少吃辣椒、肉桂、胡椒、芥末。
补血中药	当归、何首乌、熟地、白芍、鸡血藤、阿胶、枸杞、桑葚。
补血中成药	桑葚蜜膏、养血生发胶囊、归芍地黄丸、乌鸡白凤丸、阿胶补血膏。

推荐食疗方：

鸡肝粥：鸡肝、大米各 100 克，葱花、姜末、花椒、食盐、味精等适量，将鸡肝洗净，切细，与大米同放锅中，加清水适量，煮为稀粥，待熟时调入调味品，再煮 5 分钟即成，每日 1 次适量食用。本粥养血明目，适用于肝血不足所致的头目眩晕，视力下降，眼目干涩及各种贫血等。

四物炖鸡汤：母鸡一只约 800 克，当归 10 克、川芎 9 克，芍药 12 克、熟地 12 克，料酒、盐适量，将母鸡宰杀干净，切块或整只都可，将四种药物放入砂锅内和鸡一起炖煮 1 个小时至鸡肉熟烂，放入盐和料酒调味再煮 10 分钟即可。此汤具有养血、调血之功效，适合血虚体质者及女性月经不调、痛经者食用。

何首乌红枣乌鸡汤：乌鸡一只约 500 克、红枣 10 枚、干何首乌 50 克、川七 10 克、姜 20 克，料酒少许，盐适量，将干何首乌洗干净，用水泡一个晚上；乌鸡洗干净，切块，锅中烧开水，将乌鸡块下锅焯水，捞出用凉水冲洗干净；何首乌切小块，姜切片，红枣洗干净，取出枣核；高压锅倒入约 4 碗水，依次放入乌鸡块、红枣、首乌片、川七、姜片，看下水位，没过食材约半个手掌高度，然后倒入料酒，盖上盖子，大火烧开，关火后，待气全部放出，加适量盐，再盖上盖子大火烧开，煮 10 分钟。此食疗方调肝肾、益精血，对于血虚者少白头有很好的疗效，还有降血脂、生津活血、通经络的作用。

菠菜猪血汤：猪血 500 克、菠菜 500 克，食盐、味精少许，将菠菜洗净，留菜梗去须根，切段；猪血切方块；把菠菜梗放入沸水锅内稍煮，再放入猪血，文火烧开后，放入菠菜叶烧开，调味食用。这道汤能滋养肝血、润泽皮肤，对于血虚体质引起的皮肤干燥、瘙痒、眼睛干涩、视疲劳有很好的功效。

玫瑰人参茶：玫瑰花 10 克、阿胶 9 克、人参 9 克，将三味共同放入茶杯中，倒入滚开水冲泡，盖上盖泡 15 分钟左右即可饮用。阿胶为补血之物，玫瑰花能行血活血，人参可提高免疫力、增强体力，此茶对血虚体质者极有好处，可常饮。

经络保健方：

睡好子午觉：子午觉就是在每天的子时、午时按时入睡，其主要原则是"子时大睡，午时小憩"。中医理论认为，子时和午时都是阴阳交替之时，也是人体经气"合阴"及"合阳"的时候，有利于养阴及养阳，如在这两个时间段熟睡对人身体有好处。对于血虚体质的人来说，会睡最能养血，不论男女，都要睡好子午觉，以便很好地补充和更新身体里的血液，保证人身体健康和精力充沛。

按摩三阴交穴：因足太阴脾经、足少阴肾经、足厥阴肝经三条阴经气

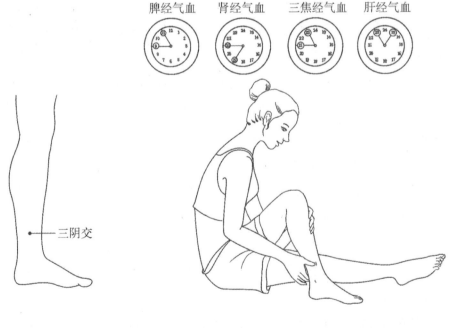

三阴交

三阴交穴是养血调经的重要穴位

124

血交汇于此，故名三阴交穴。三阴交穴位位于小腿内侧，脚踝以上 3 寸的地方。气血不畅月经不调的女性，平常用手按这个地方，会有酸胀感。三阴交穴是养血调经的重要穴位，对血虚体质者易出现的月经不调、痛经、阳痿、遗尿、疝气、失眠多梦、神经衰弱等有较好的作用。女人养血贵在调经，更应该重视对三阴交穴的按摩。按摩方法：每天晚上 9 点～11 点，三焦经当令之时，按揉两条腿的三阴交各 15 分钟。对于女性来说，坚持按摩三阴交，能维持年轻，延缓衰老，推迟更年期，面色红润白里透红，睡眠踏实，皮肤和肌肉不松弛。

按摩血海穴：血海穴是生血和活血化淤的要穴，血海穴的位置很好找，用掌心盖住膝盖骨（右掌按左膝，左掌按右膝），五指朝上，手掌自然张开，大拇指端下面便是此穴。对血虚体质容易有关节疼痛、酸痛、有麻木感、脸色苍白、头昏、心悸、怕冷、气短乏力、月经期小腹痛的情形，最好每天 9～11 点在脾经经气最旺盛时按揉该穴，每侧按揉 3 分钟，力度不宜过大，以酸胀为度。因血虚、血躁、血稠引起的皮肤瘙痒，可用拍穴法，左右腿穴位各拍 50 下。同时按摩阳陵泉穴，可祛风清热、疏筋活

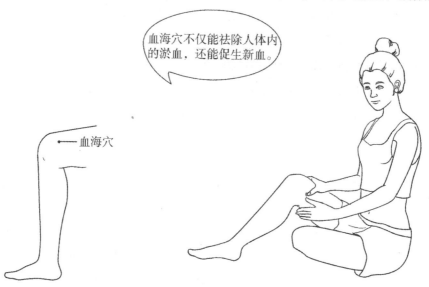

血海穴不仅能祛除人体内的淤血，还能促生新血。

血海穴

血海穴是生血和活血化淤的要穴

血，治风湿性关节痛，阳陵泉穴位于小腿外侧，当腓骨头前下方凹陷处。

血虚体质者在按摩三阴交和血海穴时，还可配合关元、气海、足三里等穴位，对补气养血也有一定的辅助作用。

阳虚质：面白色暗，宜祛寒壮阳

阳虚体质面象自查

自我面诊	面白色暗，有黑眼圈； 舌色淡白； 苔白滑、湿润。
体质特征	阳虚质最大的特征是怕冷，常手脚冰凉、四肢不温、怕寒喜暖； 尿频、夜尿多、小便清冽； 容易消化不良，经常拉肚子； 阳虚的人，适应气候能力差，耐春夏不耐秋冬； 脱发； 性欲减退，腰腿容易酸疼； 性格安静，有时还会情绪消沉。
易患疾病	痛经、宫寒； 痤疮； 发胖、脱发； 骨质疏松； 水肿； 性功能低下； 受寒容易出现或加重各种痛症，如胸痹、腹痛、头痛、关节痛等； 风湿痹症； 睡眠不佳。
养生方法	温阳养生。

阳虚质当壮阳祛寒，温补脾肾

人体禀受父母的先天之气，与后天自身脾胃运化水谷之气结合形成阳气。阳主温煦，为人体气化之源泉，生发之根基，一切生命活动均有赖于阳气。人之所以通体皆温，是因为有阳气的存在；一生之所以有活力，也是因为阳气的存在，故一旦阳气不足，则多呈现出行动迟缓、肢体寒冷。

阳气既生发于脏腑，又为脏腑功能之表现，在上焦为心肺之阳，在中焦为脾胃之阳，在下焦为肝肾之阳。但总以肾阳为主，主升发以调营血，行全身温煦气化之功。

肾阳虚则不能鼓舞他脏之阳，使心阳难于舒展，脾阳失于温煦，肺阳无以固摄，遂产生一系列温煦失职，气化无权的症状。因此，肾阳虚则在症状上多表现为腰膝冷痛酸软，肢冷畏寒，尤其腰以下发凉，平时总比别人多穿两件衣服，夜尿频多，精神疲惫，阳痿，水肿，小便清长、失禁或不利，舌质淡等阳虚内寒的症状。

先天禀赋不足，年高体虚，久病失养，房事过度等都可造成肾阳亏耗，形成阳虚体质。

对于阳虚体质的人，应当壮阳祛寒，温补脾肾，因为阳虚者关键在补阳。五脏之中，肾为一身的阳气之根，脾为阳气生化之源，故当着重补之。

阳虚当防老年耳聋

老年性耳聋是老年人常见的耳部疾病，临床以听力减弱，妨碍交谈，甚至听觉丧失。不闻外声，影响日常生活为特征。轻度听力障碍称为重听，俗称"耳背"，重者称为耳聋。

中医认为："肾开窍于耳，""肾脏强盛，耳闻五音"，肾气充沛、肾精充足、上濡于耳、则听觉敏锐；若老年体衰、肾气亏虚、精血不足、耳失濡养，则致耳聋，所以耳的听觉功能与肾的关系最大。如证见耳鸣耳聋，腰膝酸软，肢冷畏寒，面色㿠白，舌淡苔白，脉沉细无力，则属于肾阳虚所致耳聋。治宜温补肾阳。用熟地黄、杜仲、鹿角霜各15克，附片、枸杞子、山茱萸、菟丝子、补骨脂、当归、丹参各12克，石菖蒲、肉桂各6克治疗。中成药可选用金匮肾气丸。

老年性耳聋多由50岁以后开始，随着年龄增加，耳聋逐渐加重，这是一个人体生理逐渐衰老所引起的疾病。因此，从中年开始注意保养阳气，便可使耳聋推迟发生。

首先要坚持体育锻炼，如散步、慢跑、做操、打太极拳等，以增强体质，改善全身的血循循环，减慢衰老的过程；其次要注意饮食调理，多吃蔬菜水果、豆类等食物，减少肥甘、辛辣燥热的饮食。

再次要保持心情舒畅，避免过度忧郁与发怒，尤忌房劳过度。

此外，尽量避免或减少噪声刺激，防止噪声对听觉的损害。积极防治动脉硬化，糖尿病，慢性肾炎等全身性疾病；对链霉素、新霉素、庆大霉素、卡那霉素、多粘菌素这类耳毒性药用尽量不用，即使需要应用时，也宜用最小的有效剂量，尽可能用短期治疗。一旦发现听力减退，应及时到医院检查，尽早治疗，防止耳聋的加重。

水肿多因阳气不足

有些女性一早起来会发现自己眼睑甚至下肢浮肿的厉害，面色苍白暗淡，还有黑眼圈，这其实就是阳虚的症状之一。阳虚的人由于火力不足，气化失职，津液不蒸而潴留于体内形成水肿。眼睑是人身上皮肤最松弛的部位，所以阳虚的信号在眼睑上显示得比较明显。与此同时，阳气不足还导致血液循环出现了问题，引起黑眼圈，面色苍白暗淡。除此之外，阳虚体质的人多易在形体及至面容上给人留下一种虚胖的感觉，这种虚胖实际上是某种程度的黏液性水肿的表现。

有些20~50岁生育期伴肥胖的女性，在月经前期或是体重增加时会出现水肿加剧的情况。这主要是因为情志内伤，肝失疏泄；或先天不足，肾气本虚；或后天失调，伤及脾肾等，皆使水运失常，溢于肌肤而发水肿。

对于这种脾肾两虚水肿患者应温阳利水。可用**苓桂术甘汤合真武汤加减**：附片9克、桂枝9克、白术15克、茯苓15克、干姜6克、泽泻15克、木香9克、陈皮9克、厚朴9克、白芍15克，将附片先煮40分钟，然后与其他药一同煎煮，每天1剂，分两次服用，连服5剂可有效消除水肿。如神疲乏力，纳少便溏者，可以加黄芩15克、党参12克、山药12克，以助益气健脾；月经迟少者，加当归9克、益母草15克、菟丝子15克，以养血调冲；头面肿甚者，加麻黄9克、赤小豆30克，以升阳发表，利水消肿。

有一个家庭简便方也可用于此病的治疗。取冬瓜皮9克、生姜皮6克、大腹皮9克、陈皮6克，水煎服，每日多次饮服。适用于经常浮肿者。

阳虚导致黎明前的五更泻

黎明前的五更泻主要表现为黎明之前脐腹作痛，肠鸣即泻，泻后痛减，形寒肢冷，腰酸膝软，舌质淡，舌体胖、多有齿印，脉沉细。这种腹泻俗称为"五更泻"。

一般来说，肾阳虚弱，中焦火微，无力温煦，故腹部冷痛，遇寒尤甚，黎明前是阴气极盛之时，故易于此时发生五更泻。平时看病时，我经常会见到一些阳虚体质的人较一般正常人更易发生腹泻。

中医认为，此病主要由于脾肾阳虚所致，治疗应以温肾暖脾、涩肠止泻为原则。**四神汤**是常用的方药。该方由补骨脂12克，肉豆蔻9克，五味子、吴茱萸各6克，大枣5枚组成。每日一剂，水煎取汁，连服2~3周。若形寒肢冷等肾阳虚症状较明显，可酌加附子、炮姜，以增强其温肾暖脾之力；若久泻不止，身体虚弱，中气下陷，宜加黄芪、党参、白术、升麻等益气、健脾、升提之药；小腹疼痛较甚者，可加小茴香、木香以暖肾行气止痛。

也可用**四神丸**，每日2次，每次9克，连服4周。此外，医生还可根据慢性腹泻患者的具体病情，选用健脾益气的四君子丸、健脾消食的人参健脾丸、健脾温肾的健脾双补丸等中成药。一般每日2次，每次9克，连

129

服 2~4 周。对于五更泻患者，必须在临睡之前服药。若服在起床后，距离腹泻时间太长，效果就差。

在日常生活中，预防五更泻就要当心着凉，注意腹部及下肢的保暖。晚上睡觉时，一定要用被子盖好腹部。日常饮食要以清淡、易消化、少油腻为主，不要吃生冷、不洁的食物，每天三餐都要定时定量，不要吃得太饱，也不要吃太少，以七八分饱为宜。

患者除应注重腹部保暖、忌食生冷食物外，适当食疗亦可收到满意效果。可食用**芡实粥**：取糯米、芡实各 50 克，山药 30 克。煮粥如常法，但以煮得较烂为宜，粥成加白糖少许即可。晨起空腹食一小碗，使脾肾双补而泻止。或食用**良姜粥**：取良姜末 15 克，糯米 100 克，煮粥分服。可起到温中健脾的作用。

阳虚质温阳养生方

温阳食物	羊肉、狗肉、牛肉、鹿肉、鸡肉、虾仁、黄鳝、鲍鱼、海参、带鱼、猪肚、猪肝、韭菜、大蒜、辣椒、生姜、茴香、香菜、扁豆、刀豆、山药、黄豆芽、胡萝卜、南瓜、大枣、黑枣、樱桃、榴莲、栗子、杏、杨梅、核桃、腰果、松子等。
禁忌食物	兔肉、螃蟹、田螺、蚌肉、鲤鱼、鳗鱼、牡蛎、牛蛙、鸭肉、绿豆芽、芹菜、苦瓜、丝瓜、黄瓜、竹笋、苋菜、荠菜、海带、紫菜、银耳、茭白、茄子等。
温阳中药	冬虫夏草、人参、鹿茸、肉桂、苁蓉、熟地、山药、锁阳、杜仲、黄芪。
温阳中成药	右归丸、参茸丸、壮骨关节丸、金匮肾气丸、壮腰健肾丸。

推荐食疗方：

姜枣散：老姜 50 克、红枣 10 颗、炙甘草 10 克、食盐 10 克，老姜切成片，红枣去核、烘干，食盐放入锅内炒熟，将老姜、红枣、甘草、食盐共同研成末，放入玻璃罐中保存，每天晚上各一汤匙，开水冲服。本方温中健胃散寒，对于脾胃阳虚、食欲不振者有很好的效果。

羊肾羹：羊肾 100 克、肉苁蓉 30 克、荜芨 9 克、草果 9 克、陈皮 5 克、胡椒 9 克，食盐、味精、葱、姜、酱油适量，面粉 100 克，先将面粉制成面片待用；羊肾洗净，去臊线脂膜；将肉苁蓉、荜芨、草果、陈皮用纱布包好，扎紧，将料包与羊肾一起放入锅内熬煮 40 分钟，再放入葱、姜、面片煮熟，放入食盐、味精、酱油调味即可，饮汤食肉、面片。本方可壮肾阳、暖脾胃。适用于阳虚体质手脚冰凉、腰膝酸软、脾虚食少、胃寒腹痛者。

茴香麻雀：麻雀 5 只、小茴香 3 克、肉桂 5 克、砂仁 5 克、胡椒 3 克、料酒、食盐适量，将麻雀宰杀后去毛及内脏，清净干净，撒上盐，倒入适量料酒腌制 2 小时，然后将小茴香、胡椒、砂仁、肉桂装入麻雀腹内，用湿纸包好，放在火上煨熟即可。本方具有温中散寒、温补肾阳和驱散寒邪的功效，适用于阳虚内寒症。

锁阳核桃粥：锁阳 5 克、核桃仁 50 克、粳米 100 克，先将锁阳用清水煎两次，去渣留汁，将核桃及粳米放入药汁中加水按常法煮粥，每天早晚食用。本粥补肾阳、润肠通便，适用于阳虚体质者小便清长、腰膝酸软、性欲减退。

虾仁海马童子鸡：虾仁 15 克、海马 10 克、仔公鸡 1 只，料酒、味精、食盐、生姜、葱、水豆粉、清汤各适量，将童子鸡宰杀后，去毛杂、洗净、装入大盆内备用，将海马、虾仁用温水洗净，泡 10 分钟，分放在鸡肉上，加葱段、姜块、清汤适量，上笼蒸至烂熟，出笼后，拣去葱段和姜块，加入味精、食盐，另用豆粉勾芡收汁后，浇在鸡的面上即成。食海马、虾仁和鸡肉。本方温肾壮阳，益气补精。适用于阳痿早泄，小便频数、崩漏带下等。

经络保健方：

按摩命门穴：按揉命门穴，壮阳补肾效果最好。命门穴在腰部后正中线上，第二腰椎棘突下的凹陷处，跟肚脐在同一个水平高度上，可以沿着肚脐向后找，到了背后正中的棘突下面的凹陷就是了。命门穴可以壮腰补虚，温补脾肾，也可以治疗腰部虚冷疼痛、遗尿、腹泻、男性的遗精，以及女性虚寒性的月经不调、习惯性流产等症状。按揉命门穴位或者灸才是真正的壮阳之道，每天用手掌来回擦命门，直到有一股热感透过皮肤向里渗透为止，这种擦法其实连膀胱经的穴位也一起刺激，效果更好。

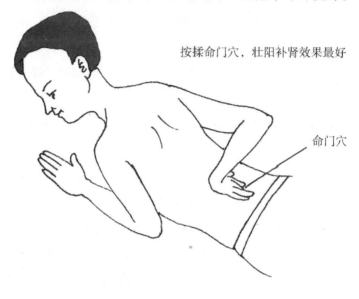

按揉命门穴，壮阳补肾效果最好

命门穴

按揉命门穴，壮阳补肾效果最好

按摩百会穴：百会穴不但提升人体阳气还有止下垂作用。百会穴很好找，将大拇指插进耳洞中，两手的中指朝头顶伸直。然后，像是环抱头顶似的，两手手指按住头部。此时，两手中指指尖相触之处，就是百会穴。

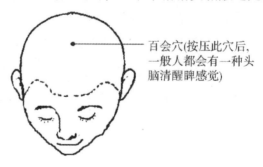

百会穴(按压此穴后，一般人都会有一种头脑清醒睥感觉)

百会穴是足三阳经、督脉、足厥阴肝经
的交会穴，是人体阳气汇聚的地方

用指施压，会感到轻微的疼痛。百会穴是足三阳经、督脉、足厥阴肝经的交会穴，是人体阳气汇聚的地方。

另外，百会穴对那些下垂病的作用也有大。因为百会可以升提阳气，所以对那些脱肛和子宫脱垂以及胃下垂的病很有作用，因为这些病的病因在中医眼里是一样的，统称"中气下陷"，就是本来有东西向上提托着这些脏器，现在提东西的没劲儿了，它们就往下坠。例如：对于中气下陷所致的脱肛，可以选用百会、长强、大肠俞、脾俞、气海，均用补法；配合足三里、中脘、气海，对于因中气下陷所致的胃下垂具有较好的疗效。

拍打督脉：督脉是总督，督促人体精、气、神的意思。从循行路线上看，督脉主要在背部，背为阳。这说明督脉对全身阳经脉气有统率、督促的作用，所以又有"总督诸阳"和"阳脉之海"的说法。督脉的功能可以概括为调节阳经气血。督脉多次与手足三阳经及阳维脉相交会，与各阳经都有联系，所以对全身阳经气血起调节作用。每天用经络按摩锤敲打后背二十分钟，再将全身敲个遍，能起到驱散郁阻于皮肤脏腑的阴寒、风热、痰毒等邪气，长此以往，必然阳气充足，远离百病。家中如果亲人们能互相敲打，效果更好，还能增进感情。

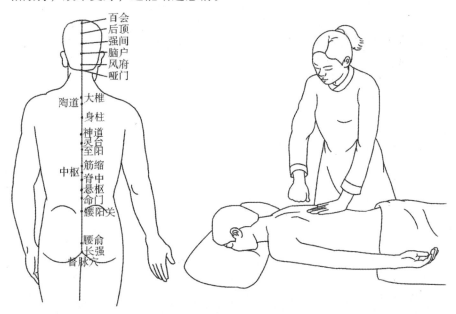

督脉对全身阳经气血起调节作用

阴虚质：两颧潮红，需滋阴清虚热

阴虚体质面象自查

自我面诊	面红或两颧潮红； 舌色鲜红或绛、少津； 少苔或无苔，有裂纹。
体质特征	形体消瘦，手足心五心烦热； 咽干口渴，喜冷饮； 失眠、多梦； 便干、尿黄； 怕热喜冷，不耐春夏； 手心、脚心容易出汗，偶尔有盗汗现象； 阴虚体质人性情急躁，常常心烦易怒。
易患疾病	口腔溃疡； 高血脂、高血压； 结核病； 便秘、色斑； 习惯性失眠； 糖尿病； 肿瘤。
养生方法	滋阴养生。

阴虚质应滋阴

我有一位病人，刚四十岁，属白领阶层，平时特别注重美容保健，可如果不化妆时，脸色就会非常难看，还常常失眠。她觉得自己是不是到了更年期，前来找我开点中药。

我看她皮肤干枯晦暗，而且形体较消瘦，舌色红，舌苔少，心里便有了数，这是阴虚体质的特征之一。如果是阴虚，她一定还会觉得手脚热，心烦。果然，她说常常觉得身上热烘烘的，特别是手心脚心。除了手心脚底心发热，还都脾气急躁、失眠。我又问了她月经是否正常，她说还是基本正常的，不过量有点少。

中医讲究阴阳平衡，用阴、阳来比喻身体内的一些物质与功能。比如说滋润人身体的液体包括血液就属于阴。**阴虚体质的人因阴液不足，首先会产生口干、干咳、皮肤干枯、大便较干，还可能有眼睛干涩，妇女还会有阴道干涩等等这些缺少"滋润"的表现。**其次，人体的阴阳也有点类似于水火的关系，水少了，火就旺盛了，就会出现一些阴虚火旺的现象，比如手心脚心发热、面部升火、两颧潮红、低热、夜间盗汗、心烦失眠、急躁易怒、口腔溃疡反复发作……

阴虚体质的女性最突出的表现就是：干和燥，以肾阴不足为主要原因。她的这种状况就是阴虚体质的一些表现，并非是更年期到来了。但如果不加以重视，任其发展，也会导致更年期的提前到来。我叮嘱她要注意精神放松和休息。因症状不太严重，可以吃中成药**六味地黄丸**以滋补肾阴，因此为她开了2盒六味地黄丸。此外，由于阴虚体质主要是缺水，所以还要多吃流质和半流质的食物，多喝粥，比如百合粳米粥、银耳红枣羹、百合莲子羹等。这些汤粥皆有极好的滋阴作用，有利于缓解口干、手足心热、上火、心烦失眠等阴虚火旺带来的不适症。

过了半个月后，打电话问她，说是症状缓和了不少。又接着服了两个疗程的药，症状基本没有了，脸色红润了许多，精神也好了很多。

对于女性来说，要想拥有青春、美丽、健康的身体，就必须把阴虚挡在门外，滋阴，就成为女性一生中的重中之重。滋阴可以缓解女性阴虚症，减缓衰老的步伐，同时还能调节已经出现的不良症状，改善女性体质。

因此，阴虚的女性在饮食上要多吃一些滋阴润燥食物，比如鸭肉、乌龟、甲鱼、绿豆、冬瓜、西瓜、芝麻、百合、莲子等；羊肉、狗肉、烧烤煎类食物则要尽量少吃，本来身体内的水液就低于正常水平，常吃这些高热量、高蛋白的食物，几乎会榨干体内本来就稀少的体液，直接的结果就是，身体越来越干，皮肤越来越粗糙，形体越来越干瘦。

另外，在生活习惯上，女人更要懂得滋阴，最好到一些紫外线比较弱的湿润地带生活，可能更利于调养；养成早睡早起的习惯；体育锻炼的强度不要太大，微微出汗就好，进行慢跑、打太极拳、都不错，运动时要随身携带水壶，及时补充水分。

阴虚体质的人，相对来说阳气旺盛得多，每逢春夏两季，适于到海边、林区、山区去旅游、休假。平时要多听听舒缓的音乐，调节一下心灵，尽量少去市区中喧闹的娱乐场所，这样可以更好地制火。

口腔溃疡偏爱阴虚人群

口腔溃疡是现代人经常出现的毛病，发生的部位多见于口腔黏膜及舌的边缘，常是白色溃疡，周围有红晕，十分疼痛，特别是遇酸、咸、辣的食物时，疼痛更加厉害，以致美味佳肴都不愿品尝。口腔溃疡不但疼痛，而且容易反复发作，常令人痛苦不堪，甚至坐卧不宁，寝食不安，情绪低落。

到底口腔溃疡的真正原因是什么呢？中医认为阴津亏耗，虚阳浮越是其发病的病理基础。本病的发生与肝肾不足、气阴亏虚、外感湿热等密切相关，久之，湿热与气血相搏，湿、毒、瘀相互胶结，致本病反复发作，迁延难愈。

一般来说，阴虚者，相对"阳"多，致使阳气亢盛。阳气亢盛，就会耗阴，导致发热，代谢加快，体内产热增多，多到一定程度，就会像火山喷发一样，致使不适，比如说长泡、急躁，这就是口腔溃疡的征兆。阴虚质人因其所具有的体质特征易致使身体阴虚阳亢、容易上火，上火便容易形成口腔溃疡。这也是为什么口腔溃疡反复发作的人常常伴随着寝食难安，吃饭睡觉不规律，工作压力大，疲劳紧张，情绪低落，爱挑食，胃口不好，体虚免疫力不好等问题存在。

有一对母子因患口腔溃疡来我这问诊，其子21岁，口腔溃疡已经是有三年之久了，由于在上学没有太多的时间去认真对待，几乎每个月都会有三周的时间在复发，一次少则三周，多则一个多月，主要是集中在舌头下面，有时候会在口腔其他的部位，更有甚者会延伸到或波及到喉咙；其母亲据说在年轻时也经常口腔溃疡，但现在1年内会偶有两次。母子俩外形都偏瘦，均有嗜食辛辣的习惯。

经诊断其子儿子的口舌多处糜烂生疮，疮面红肿，灼热疼痛，舌红苔黄，并伴有口臭牙龈肿痛，伴口渴多饮，尿黄便秘，脉滑数。属于脾胃积热导致的口腔溃疡，我为其开出了**清热泻火的方药**：山栀12克，黄芩12克，连翘12克，大黄10克，芒硝3克，薄荷8克，黄连10克，竹叶10克，甘草8克，水煎服，每日1剂。而其母亲属阴虚体质，除溃疡颜色鲜红，数量多，形状不一，大小不等，疼痛昼轻夜重外，还伴心悸心烦，失眠多梦，健忘，眩晕耳鸣，腰膝酸痛，咽干口燥，小便短黄，舌红苔薄，脉细数的体质特征，属于心肾阴虚导致的口腔溃疡，因此，我她开了**滋阴清火，养心安神的方药**：取生地30克，地骨皮15克，山药5克，泽泻10克，山茱萸10克，野菊花15克，连翘12克，升麻6克，砂仁3克，桑寄生30克，水煎服，每日1剂。

另外，我告诉这对母子，因其母亲阴虚体质特征明显，故在平日生活中应注意滋阴降火，少食辛辣；而其子虽没有出现阴虚的一些症状，但因遗传以及生活习惯的影响，阴虚体质的倾向性也十分明显，故应从现在开始就要戒食辛辣，注意体质的调养。

虽然母子俩对同一种病开出不同的方药有些疑惑，但也都按方抓药服用，1周后，母亲独自前来复诊，说她和孩子服药后，疼痛都已消失，溃

137

疡面也愈合了，并且她多年失眠的情况也有所好转，今天她前来，是想问我可不可以再继续服用上次开的药了。我告诉她，她的儿子需要再按上次的方药继续服用1周左右加以巩固，又根据她的症状重新调整了一下药方，让她继续服用。

临床实践证明予中药外用及中药内服治疗此病，溃疡的发作频率、发作个数及疼痛程度多数能在一个月左右得到缓解。

除此之外，用一些小偏方治疗口腔溃疡，也能取得不错的疗效。取六神丸1支（30粒）碾碎成粉，加入2毫升凉开水浸透成为稀糊液备用。用药时先清洁口腔，然后用干净的棉签蘸上六神丸液涂于溃疡表面，以餐前10~15分钟用药为佳，每日3次，睡前加用1次。一般用药5分钟即可达到止痛效果，进餐无疼痛，增进食欲。小溃疡1~2天可痊愈；多发性溃疡用药3天痊愈。

饮牛膝石斛汤：取牛膝、石斛各15克，放在一起用水煮开，再放入白糖，当茶水喝，对于阴虚型的口腔溃疡效果很明显。

也可用10%的蜜汁含漱，或者将口腔洗漱干净，再用消毒棉签将蜂蜜涂于溃疡面上，涂擦后暂不要饮食。15分钟左右，可用蜂蜜连口水一起咽下，再继续涂擦，一天可重复涂擦数遍。能消炎、止痛、促进细胞再生。

除了药物治疗外，口腔溃疡者在饮食上一日三餐要有规律，不要不吃，多吃蔬菜、水果，少吃烧烤油炸和油腻食物，不吃辛辣及热性食品如辣椒、生葱、生姜、大蒜、烟、酒、羊肉等，早晚多喝热粥，食物要清淡。如果有条件的话可以做些八宝粥，里面多放些绿豆和大枣。菜可以吃冬瓜、豆腐、莴笋、苦瓜之类性寒味苦的菜，能够更快的治疗你的口腔溃疡。

每天适量运动，既保持心情的舒畅，同时还增强自己的免疫力；工作生活忌劳累，注意保护口腔卫生。

阴虚火旺，血压升高

中医根据阴阳理论认为，血压是人体的一种生理功能现象，人体内若肝肾阴虚，水不涵木，肝失滋养，而致肝阳偏盛时，就会引起血压升高。阴虚体质者最常见的就是肝肾阴虚，因此，高血压也是阴虚体质者易患的疾病之一。

阴虚体质者血压升高的典型症状表现为头晕头痛，耳鸣，失眠健忘，心悸乏力，口干舌燥，两目干涩，手足心热，腰酸腿软，舌质红，苔少，脉细弦或细数。

此种症状相当于高血压病的第二期代偿阶段，在治疗的时候以滋阴潜阳为主。药方可用**杞菊地黄丸**，处方用北沙参、生地、白芍、杞子、菊花、熟地、山萸肉、泽泻、枣仁、杜仲等。在中成药中可选山楂降压片，其功用滋阴平肝，主治阴虚阳亢型高血压，眩晕耳鸣、烦躁失眠、腰膝酸软、四肢麻木，但胃酸过多者不宜服用。或选六味地黄丸，其功用滋补肝肾，对于肝肾阴虚型的高血压有一定疗效。

对于阴虚体质高血压患者，采用食疗的方式降压也是不错的选择。可选**核桃桃仁糊**：取核桃肉750克、桃仁250克、红糖1000克、捣成糊状，每日用温开水送服30克，适用于肝肾阴虚型高血压患者出现头晕目眩，心烦恶心，站立不稳等症状。或选**银耳赤莲汤**：取银耳、赤小豆、莲子肉各10克，同放于砂锅中，加清水400毫升，大火烧开后，加入冰糖，转用小火炖至酥烂，分1~2次食渣喝汤，本品滋阴降火，降血压，适用于高血压，动脉硬化，神经衰弱，症见手足心热、心悸征忡、虚烦失眠等。还可选**银耳杜仲羹**：取杜仲15克，水煎2次，每次用水200毫升，煎半小时，两次混合，去渣留汁于锅中，加入银耳10克，加热煎至即将酥烂时，下冰糖，煎至溶化，分1~2次趁热服，适用于肝肾阴虚型高血压，症见头痛眩晕，腰膝酸软等。

阴虚质滋阴养生方

滋阴食物	猪瘦肉、鸭肉、鸭蛋、甲鱼肉、乌龟肉、小麦、粳米、小米、玉米、荞麦、黑芝麻、百合、莲子、银耳、黑木耳、白菜、西红柿、菠菜、黄瓜、苦瓜、丝瓜、藕、茭白、紫菜、葡萄、甘蔗、苹果、枇杷、梨、猕猴桃、柚子、桃、西瓜等。
禁忌食物	羊肉、狗肉、虾仁、鹿肉、羊肾、牛鞭、鹿鞭、黄鳝、甲鱼血、韭菜、葱、姜、蒜、辣椒、花椒、茴香、桂皮、香菜、杏、桂圆、荔枝、核桃、黑枣、榴莲等。
滋阴中药	生地、燕窝、阿胶、玉竹、沙参、麦冬、石斛、龟板、蛤士蟆油、菊花、天冬、地骨皮、鳖甲、黄精。
滋阴中成药	六味地黄丸、杞菊地黄丸、天王补心丹、知柏地黄丸。

推荐食疗方：

百合银花茶： 取百合 30 克、金银花 20 克、冰糖适量，加水 1000 毫升，水烧沸后熬煮 5 分钟即可，当茶饮，适用于阴虚体质出现咽喉肿痛、口腔溃疡者，长期饮用还有养颜润肤的功效。如果阴虚体质者由于感冒引起频繁咳嗽、干咳无痰、口干咽燥症状时，可服用百合**麦冬汤：** 取百合 30 克、麦冬 9 克、桑叶 12 克、杏仁 9 克、蜜渍枇杷叶 10 克，加水同煮饮用，每天 1 次即可。对于经常熬夜的阴虚体质者，如果出现精力不足、心烦失眠等症状，还可在平时食用**百合莲子瘦肉汤：** 百合、莲子各 50 克，瘦猪肉 100 克，盐、味精适量，将三味食材一同放入清水炖煮至烂熟，食肉饮汤，每天 1 次，能有安神益智、清心宁神、滋养脏腑、调中补虚的功效。

女贞子杞菊茶： 女贞子 15 克、菊花 9 克、枸杞 10 克，加水 1000 毫升，煎沸 15 分钟后倒出药液，再加 1000 毫升水煎煮 20 分钟，将两次药液倒在一起，1 天内饮用完毕即可。此茶能调养肝肾、滋阴降火，对于阴虚体质者经常熬夜导致的眼干、眼痛以及腰膝酸软、全身乏力现象有很好的改善作用。

花旗参炖老鸭：花旗参 10 克、老鸭 1 只 1000 克左右、生姜 1 片、盐适量，将老鸭宰杀干净，切成块，放入锅内加水煮沸，撇去浮沫，加入花旗参、生姜炖煮 2 小时后，加食盐调味，适量饮汤食肉。适用于气阴两虚、内心烦热、失眠口干、午后潮热、盗汗、水肿等症。

石斛生津茶：石斛 25 克、芦根 20 克、生地黄 20 克，将上药洗净，放入锅内，加水适量煎煮，去渣留汁，1 天内饮毕，本茶清热生津止渴，适用于阴虚体质者口干咽燥、形体消瘦、大便干结、食欲不振、神疲乏力等病症。

荷叶冬瓜汤：鲜荷叶 1 张、鲜冬瓜 500 克，加水煮汤，另加食盐调味，饮汤食冬瓜，能清热解暑，利尿除湿，生津止渴，适用于阴虚体质口渴心烦、肺热咳嗽、小便短赤、口舌生疮等症状。

经络保健方：

按摩三阴交穴：三阴交穴位于小腿内侧，内踝尖直上 3 寸，胫骨内侧缘后方凹陷处。补阴不能忘了三阴交，这是肝、脾、肾三经的交会穴，补三经之阴，也就是补肝经、脾经及肾经之阴。适用于阴虚体质偏于肺阴虚和肾阴虚的人，按摩时间不用按太久，可每天按摩 2 次，每次 5~6 分钟。孕妇忌按。

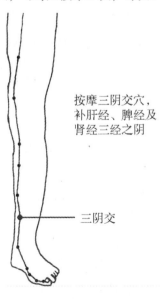

按摩三阴交穴，
补肝经、脾经及
肾经三经之阴

三阴交

按摩三阴交穴，补肝经、脾经及肾经三经之阴

按摩太溪穴：太溪穴位于足内侧，内踝后方与脚跟骨筋腱之间的凹陷处。太溪穴的意思就是肾经水液在此形成较大的溪水。太溪补一经之阴，就是补肾阴。它是足少阴肾经的腧穴和原穴，所以太溪穴处肾经的经气最旺。足少阴肾经在五行中属水，肾主水，所以刺激太溪穴能够很好地发挥滋阴作用。尤适用于阴虚体质偏于肾阴虚的人。可每天按摩 2 次，每次 10 分钟。天气干燥时，按揉的时间可长一些。

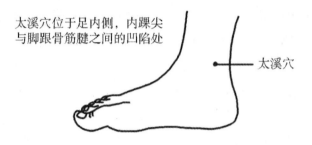

太溪穴位于足内侧，内踝尖与脚跟骨筋腱之间的凹陷处

太溪穴

太溪补一经之阴，就是补肾阴

按摩列缺穴：将两臂自然抬起，两只手从虎口处自然交叉，食指自然地搭在手腕上突起的骨头处，食指尖所指向的位置就是列缺穴。此穴位于任脉、大肠经、肺经三经交会处，因此不仅对于肺经，还对大肠经和任脉的经气都具有调节作用。列缺穴补肺益肾的功效还来源于其与任脉连接，

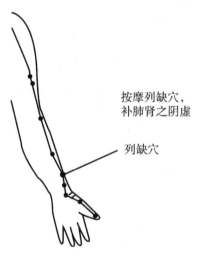

按摩列缺穴，补肺肾之阴虚

列缺穴

按摩列缺穴，补肺肾之阴虚

任脉本身就是"阴脉之海"，可以补肺肾之阴虚。因此，列缺穴也沿袭了任脉的作用，对于阴虚体质者因肾阴不足引起的糖尿病、耳鸣、眼睛干涩等症有很好的调节作用。

按摩太冲穴：阴虚体质者如脾气易怒，除按摩三阴交、太溪穴外，还可按摩太冲穴，以清泻肝火。太冲穴位于足背侧，第一、二趾跖骨连接部位中，以手指沿拇趾、次趾夹缝向上移压，能感觉到动脉应手处，即是太冲穴。按摩时用拇指指腹按压或笔杆点按该穴5~8分钟，注意按压力度可稍大，以有酸胀痛感为佳。

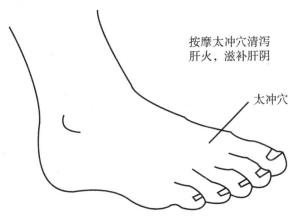

按摩太冲穴清泻
肝火，滋补肝阴

太冲穴

按摩太冲穴清泻肝火，滋补肝阴

按摩照海穴：照海穴位于人体足内侧，内踝尖下方凹陷处。按摩照海穴可补一身之阴。孙思邈《千金要方》载，照海穴"漏阴"，意思是说如果这个穴位出了问题，人的肾水就会减少，可造成肾阴亏虚，引起虚火上升。所以，每天按摩2次，每次10分钟，具有滋补肾阴的作用。

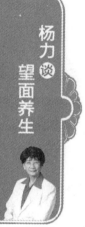

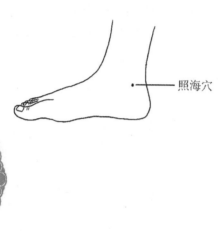

照海穴

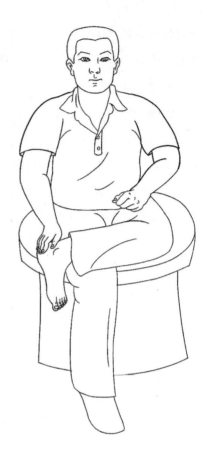

按摩照海穴，滋补肾阴

痰湿质：面黄胖、多油腻，当化痰除湿

痰湿体质面象自查

自我面诊	面黄胖，皮肤油腻，容易形成痤疮，头发易脱落； 舌色淡，舌体胖嫩，舌边常有成排的齿印； 舌苔白腻或厚腻。

144

体质特征	体形肥胖，腹部肥满松散； 大便正常或次数多，粘腻不成形，小便浑浊，出现泡沫； 嗓子痒、痰多，口中黏腻，不想喝水； 出汗多，汗液黏腻，出汗后皮肤凉，或无汗少汗； 容易困倦，睡不醒； 月经过少、延迟甚至闭经，白带过多。
易患疾病	肥胖； 痤疮； 冠心病； 高血脂； 高血压； 糖尿病； 脂肪肝； 动脉硬化； 月经不调等。
养生方法	健脾祛痰湿养生。

脾失健运，痰湿质人多虚胖

现在减肥的人越来越多，胖已经成了社会中不可忽视的因素。胖也有健康与病态之分，如运动员那种体型匀称、肌肉结实的胖，就属于健康的，而有些人则胖得出格，胖得连抬手伸腿都费劲，这则是病态的胖，是需要调体的。

临床上发现：痰湿体质人约占肥胖人群的一半以上。其主要原因是胖人平时进食较多肥厚、油腻、煎炸之品，这些难以消化的肥厚油腻食物一是影响脾胃的运化，二是容易在体内转化为不被人体所吸收的痰湿之物。

中医认为，痰湿之生，与脾的关系最为密切。这是因为脾的主要生理功能是运化，一为运化饮食，二为运化水湿。若饥饱无度，过食生冷，均可影响脾脏的运化功能，导致饮食停滞，水湿不化，在体内聚湿成痰，形成痰湿体质。

这样的人一方面表现出体形肥胖、身体壮硕，肚子一天比一天大，另一方面又因痰湿内阻，气血生成不足，脏腑组织不能得到足够的水谷精微之气，故胖人虽体形胖大，但常常是形有余而力不足，稍加运动即呼呼带喘，也就是"外强中干"，或者称"形盛气虚"的虚胖表象。

因此，朱丹溪在《丹溪治法心要》中首先提出："肥白人多痰湿的"的观点，认为肥胖是痰湿体质者的特征之一。痰湿体质除先天遗传之外，喜欢吃甜食肥腻不爱运动的人发胖后很容易变成痰湿质。还有一些病后虚胖的人往往也是这种体质。

痰湿肥胖因痰湿蓄积于肌肤之中，其形体虚胖肥肿超乎常人。许多痰湿体质者都为满身的赘肉苦恼不已，也用过多种方式减肥，如节食、喝减肥茶、针灸、按摩等，但都收效甚微。其实，对于痰湿肥胖者，最好的办法是祛痰化湿、健脾利水，以消除体内多余的水分，增强脾胃的运化功能，使肌肉强健有力，重塑形体。以下推荐三款饮食减肥方可搭配使用：

化痰祛脂的半夏山药粥：淮山药30克（研细末）、制半夏10克，将制半夏用温水洗净，砂锅内煎煮40分钟，去渣留汁，调入山药粉，再煮沸2～3次，加适量白糖调匀即可，空腹食用，半夏可湿化痰饮，山药能健脾益气，常饮此粥可使脾气健运，水湿得化，断其生痰之源。

健脾消食的胡萝卜淮山内金汤：胡萝卜200克、淮山药30克、鸡内金15克、红糖适量，将胡萝卜、淮山药洗净切块，与鸡内金同煮30分钟后，加红糖调味饮服，胡萝卜、鸡内金、山药等健脾消食之品，能够调节痰湿肥胖者的脾胃升降功能，使之功能正常，运化正常。

健脾利湿的荷叶粥：取鲜荷叶1张、粳米100克，冰糖适量，将粳米洗净后，加水用大火煮沸10分钟后，加入切碎的荷叶，转小火熬煮15分钟，放入冰糖即可食用，每日早晚各食用1次。荷叶粥能够起到消脂减肥、健脾养胃、祛湿利水、消痰的效果。

另外，痰湿体质肥胖者，多身重易倦，故应长期坚持体育锻炼。一切针对单纯性肥胖的体育健身方法都适合痰湿体质的人。如散步、慢跑、球类、游泳、武术、八段锦、五禽戏，以及各种舞蹈等各种小强度，时间长的全身性有氧运动均可选择。运动时间应当在下午 2 点 ~ 4 点阳气极盛之时，运动环境温暖宜人。对于体重超重，陆地运动能力极差的人，应当进行游泳锻炼，使疏松的皮肉逐渐转变成结实、致密。

贪睡，是痰湿质人的通病

很多痰湿质的人会出现行动缓慢迟钝、胸闷、头昏脑涨、嗜睡、赖床、喜欢睡回笼觉的贪睡问题。其实，痰湿质人的贪睡是因为痰湿困脾造成的。

《丹溪心法·中湿》："脾胃受湿，沉困无力，怠惰嗜卧。"以及《脾胃论，肺之脾胃虚论》也说："脾胃之虚怠惰嗜卧。"意思是说，脾虚必然导致脾的运化作用减弱，人体不能很好地吸收食物精华，身体没有了动力基础，必然会出现乏力、犯困、精神不集中，甚至犯困想睡觉。并且，中医还认为，脾主思，即脾主导着人的意识、思维活动，与人的意识、思维活动关系非常密切。脾虚则思维混沌、混乱、迷糊易致贪睡。

曾有一个中年男子因多眠前来就诊，他的身体比较肥胖，从来就没有睡不着的时候，躺在床上 5 分钟之内一定睡着。给儿子声情并茂的讲故事都超不过两个就开始说梦话。只要不说话，5 分钟之内就能睡着，不管是在干什么，常感觉胸闷，身重乏力，食欲不振，食后困倦易睡，大便溏稀，痰也多，舌苔白腻。他的这种症状是典型的脾脏湿困的表现，适合服用**平胃散合三仁汤**：苍白术各 10 克、厚朴 6 克、陈皮 6 克、猪茯苓各 12 克、苡仁 15 克、制半夏 10 克、砂蔻仁各 6 克、炒三仙各 10 克、滑石 10 克、贝母 10 克、木香 6 克、车前草 15 克，诸药一起水煎服用，每日 1 剂，分两次服完。此汤是燥湿祛痰、行气健脾最好的方剂，对于湿浊困中、胸腹胀满、口淡不渴、不思饮食、困倦嗜睡等都有良好的疗效。服药一周后，他前来复诊，说嗜睡的现象得到缓解，浑身觉得有了力气，我让了按原方再服用 7 天即可。

当然，我知道像他这种痰湿体质，单靠暂时的汤药只能缓解一时的症状，如果想彻底改变，还需要从饮食、运动和生活习惯上多下功夫。在饮食上，我叮嘱他要经常食用一些可健脾利湿的食物，如怀山药、薏苡仁、茯苓、扁豆、赤小豆、蚕豆等；少吃肥肉和甜、黏、腻的东西，比如蛋糕和点心等。并可常食山药冬瓜汤：取山药100克，冬瓜100克至锅中慢火煲30分钟，调味后即可饮用，本品健脾利湿，特别适合他这种痰湿体质有困倦、乏力表现的人。

另外，多眠的人应该多运动，增加身体免疫力。平时积极参加文体活动、慢跑、打太极拳等，作息要规律。按时睡觉、少熬夜。避免情绪过大的波动，保持良好的心态。

痰湿质，糖尿病的常见体质

长期过食肥甘，损伤脾胃，酿成内热，消谷耗液。津液不足，脏腑失其濡养，还可能转变成消渴病，即西医所说的糖尿病。

中医素有"肥人多痰……"之说，而肥胖是糖尿病的主要诱发因素，积年缠绵又是糖尿病的特点，从而成为痰湿的病理基础。《素问·奇病论》说："此人必数食甘美而多肥也，肥者令人内热，甘者令人中满，故其气上溢，转为消渴。"《素问·通评虚实论》云："消瘅……肥贵人膏粱之疾也"，指出过食肥甘膏粱，从而损伤脾胃，致水谷失于健运是本病的发生因素。糖尿病的主要危害，在于各系统的并发症，如心、脑、肾、神经、眼底等并发症。其脉证皆可表现痰湿征象。现代研究亦表明糖尿病多伴有高脂血症、微循环障碍、血液高凝状态，进一步强调了肥胖、痰湿与糖尿病的发病联系。事实上，在临床上2型糖尿病的75%～85%在45岁以后发病，病前患者呈肥胖体型，舌苔多滑腻，舌质多淡润，多伴有头晕，下肢水肿或食欲不振或餐后痞满，大便不爽等痰湿体质的特征。

痰湿的形成，既可直接影响阴液，痰郁化火又可损伤阴液，更有痰湿日久闭阻经络，阴津失于输布，使机体失去濡养而发为消渴者。痰湿既为病理产物，同时又可作为病因导致机体脏腑功能失调，因此对于肥胖型糖尿病各期要从痰湿论治。

早期清热利湿： 大多 2 型糖尿病早期表现为肥胖，患者无明显的多饮、多食、多尿等症状，有些患者并无明显不适，查体时才发现糖尿病。此时应以祛除湿邪为主，一定要用大剂量的祛湿药，而且疗程一定要足够，临床中主要选用二陈汤加减。药用玉米须、泽泻、茯苓、陈皮、半夏、苍术、黄连、玄参、天花粉、甘草、佩兰等药物。

中期滋阴祛湿： 2 型糖尿病到中期时表现"三多一少"的临床症状较明显，此时要注意治痰湿药不可太过，宜中病即止（中病即止：针对药性猛烈用药而言，病大体已去，就要停止该药，或用他药调理），以防伤阴液。临床主要选药玉竹、女贞子、枸杞子、黄精、玉米须、茯苓等。

后期活血祛痰： 2 型糖尿病后期临床上以痰湿内阻多见，痰阻胸中，可见糖尿病合并心脑血管及神经病变，并发肾病而出现水肿等，临床用药以玉米须、茯苓、红花、川芎、知母、仙灵脾、丹参、当归、陈皮等。

痰湿内阻，易引发高脂血症

痰湿体质的人，特别是痰湿体质的肥胖病人易发病非高脂血症莫属，这是因为，痰湿质人常常伴随着体重超重、肥胖，加上饮食无节，常食肥甘、油腻、厚味的食物或饮酒无度，都会生痰助湿，且损伤脾胃。脾失健运，水谷精微不能正常运化，就会生痰生湿，痰湿内阻，引起高脂血症。

中医认为，高脂血症的形成与饮食有密切关系，要治疗高脂血症，首先要调节饮食。祛痰化浊降脂的治疗方法对于痰湿质的人尤其适宜。下面为痰湿质高脂血症者介绍两种自制降脂茶和一款降脂食疗方，可参考食用：

山楂槐花荷叶饮： 鲜山楂 30 克、生槐花 5 克、嫩荷叶 15 克水煮，快要煮烂时用勺压碎，再煮 10 分钟，取汁当茶饮，连服 3 个月，可化痰祛湿、降脂。

首乌降脂茶： 绿茶 3 克、槐角 18 克、何首乌 30 克、冬瓜皮 18 克、山楂肉 15 克。水煎诸药去渣取汁，冲泡绿茶，当茶饮。本方有祛痰化浊降脂通利血脉，健身益寿作用，可增强血管弹性，降低血中胆固醇，防治动脉硬化的作用。

胡萝卜木耳豆腐汤：豆腐100克、胡萝卜100克、干黑木耳20克、鲜竹笋100克，盐、味精适量，将木耳用水泡发，胡萝卜、鲜竹笋、木耳洗净切丝，豆腐切块，锅内倒油烧热，放入胡萝卜、鲜竹笋、木耳丝、豆腐块一起翻炒均匀，待熟放入调料即可，本品能化痰清浊、利水消肿、健脾养胃、降血脂、降血压，适量常食。

痰湿质健脾祛炎湿养生方

健脾祛痰湿食物	鹌鹑、牛肉、羊肉、鸡肉、鲤鱼、带鱼、白萝卜、荸荠、洋葱、生姜、大蒜、辣椒、荷叶、山药、薏苡仁、红小豆、扁豆、海藻、海带、丝瓜、冬瓜、芋头、南瓜、白果、柠檬等。
禁忌食物	田螺、鸭肉、蚌肉、牡蛎、海鲜、甜菜、石榴、枇杷、西瓜、杨梅等。
健脾祛湿中药	砂仁、厚朴、生蒲黄、鸡内金、防己、泽泻、干姜、半夏、陈皮、党参、白术、白芥子、茯苓、冬瓜皮、淮山药、薏苡仁、苍术、甘草等。
健脾祛湿中成药	金匮肾气丸、参苓白术散、六君子汤、香砂六君子汤、陈夏六君丸、平胃散、二陈汤等。

推荐食疗方：

白扁豆粥：取白扁豆50克，粳米50克，用水淘洗净，一同下锅熬粥，煮粥至烂熟食用，每日早晚各1次。此粥健脾止泻，有助于缓解痰湿体质脾胃虚弱、大便不成形、神疲乏力、女性白带多等症状。

海米冬瓜汤：取冬瓜300克、海米20克，盐、味精适量，将海米用温水泡软，洗净，控干水分，冬瓜去皮和瓤，洗净，切成片，锅中放油，先炒海米，炒香后加水，再放入冬瓜煮至半透明，加入盐和味精调味即可。此汤利水消痰，健胃提神，有助于缓解痰湿体质的各种不适。

菖蒲薏苡仁粥：取菖蒲 15 克，薏苡仁 50 克，粳米 50 克，冰糖适量。将菖蒲用纱布包起来，与薏苡仁、粳米同煮成粥，放入冰糖即可。痰湿体质者常食菖蒲薏苡粥能开窍通络、理气去燥、静心养神、逐痰祛湿。

　　凉拌春笋：取鲜竹笋 150 克、生姜 3 片、香油、醋、盐、味精适量，将鲜竹笋洗净去皮，切成薄片，放入开水中余熟，生姜切成细丝放入竹笋中，加入香油、醋、盐、味精一起拌匀即可。春笋有化痰、消食、利便等功效，是痰湿体质者理想的减肥食物之一。

　　山楂荷叶饮：干荷叶 15 克、山楂 15 克，将荷叶和山楂一同放入砂锅内水煎，当茶饮。有助于缓解四肢困重、胸闷胃不适等痰湿病症。

　　经络保健方：

　　按摩丰隆穴：丰隆穴被古今医学家公认为祛湿化痰之要穴。丰隆穴在小腿的外侧，外踝尖上 8 寸。每天按压 1~3 分钟。每天坚持按摩丰隆穴，能起到调和胃气、祛湿化痰、通经活络、补益气血、醒脑安神、降脂减肥的功效。

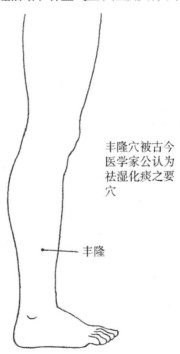

丰隆穴被古今医学家公认为祛湿化痰之要穴

丰隆

丰隆穴被古今医学家公认为祛湿化痰之要穴

按摩中脘穴：按摩中脘穴具有健脾和胃，补中益气的功效，是痰湿体质者调理脾胃运化功能的保健大穴。中脘穴位于上腹部，前正中线上，脐中上4寸处。按摩时将双掌重叠或单掌按压在中脘穴上，顺时针或逆时针方向缓慢行圆周推动。注意手下与皮肤之间不要出现摩擦，即手掌始终紧贴着皮肤，带着皮下的脂肪、肌肉等组织做小范围的环旋运动。使腹腔内产生热感为佳。操作不分时间地点，随时可做，但以饭后半小时做最好，力度不可过大，以免出现疼痛和恶心。

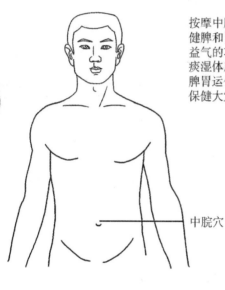

按摩中脘穴具有健脾和胃，补中益气的功效，是痰湿体质者调理脾胃运化功能的保健大穴

中脘穴

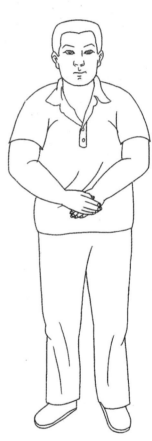

　　按摩中脘穴具有健脾和胃，补中益气的功效，是痰湿体质者调理脾胃运化功能的保健大穴

　　按摩阴陵泉穴：阴陵泉穴是个除湿大穴。该穴位于人体的小腿内侧，膝下胫骨内侧凹陷中，与阳陵泉相对（或当胫骨内侧髁后下方凹陷处）。

对于痰湿体质的人来说，每天按摩阴陵泉穴 10 分钟可以祛脾湿、减肥；当小腿肿胀时，用牙签或笔尖在这个穴位刺激 3~5 分钟，可以让气血顺利通行，消除肿胀。

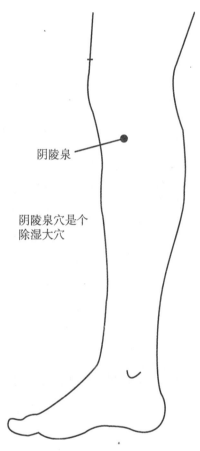

阴陵泉

阴陵泉穴是个
除湿大穴

阴陵泉穴是个除湿大穴

捏脊法祛湿减肥： 背部督脉有统全身阳气、络全身阴气的功能。脊柱两侧的足太阳膀胱经上有脏腑之气输注的背腧穴，即心腧穴、肺腧穴、肝腧穴、脾腧穴、胆腧穴、胃腧穴、肾腧穴、大肠腧穴、小肠腧穴、膀胱腧穴等，刺激这些部位可调节督脉和十二脏腑的生理功能，疏通水道，健脾祛湿，并助机体阳气化气利水，对成人和小儿也有很好的减肥作用。

捏脊时，从尾骶部长强穴处开始，把皮肤捏起来，两手食指指甲紧

153

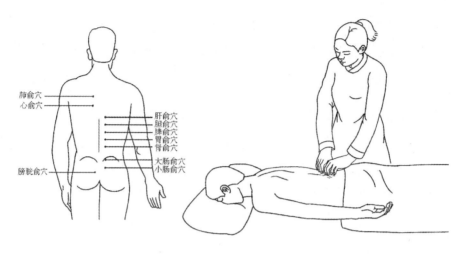

肺俞穴
心俞穴
肝俞穴
胆俞穴
脾俞穴
胃俞穴
肾俞穴
大肠俞穴
小肠俞穴
膀胱俞穴

捏脊可刺激背部督脉和脊柱两侧的穴位，起到疏通水道，健脾祛湿的功效

靠，沿着脊柱向上推捏，至大椎穴处为一遍，这样捏 3～5 遍为 1 次。1 次捏完后双手拇指在肾腧穴上按揉 30 下，还可根据不同的病情，在相应的背腧穴上捏提。捏脊的时间放在早上或空腹时最为合适，如果刚吃过食物，要休息 1 小时之后再操作。一般 1 天捏 1 次，10 天为 1 疗程。2～3 疗程后可休息几天再进行。房间的温度要在 25℃以上，以利于湿气的散发。

湿热质：面垢油光、多有粉刺暗疮，清热祛湿是关键

湿热体质面象自查

自我面诊	面色黄赤、油腻，容易长痤疮、红肿脓疱；
	舌质偏红；
	舌苔薄黄或黄腻。

体质特征	形体偏胖或苍瘦； 大便黏滞不畅或燥结，小便赤黄、短少、有尿骚味； 口干、口苦、口气大，牙龈容易红肿； 头发、皮肤油腻，没有光泽； 对夏末秋初的湿热环境极不适应； 情绪急躁、心烦、焦虑、易怒，容易倦怠。
易患疾病	脂溢性皮炎、酒糟鼻、毛囊炎、体癣等皮肤病； 急性黄疸型肝炎、乙肝病毒携带、胆囊炎、胆结石等肝胆疾病； 男性易患尿道炎、膀胱炎、前列腺炎等； 女性易患尿道炎、盆腔炎、宫颈炎、阴道炎等泌尿生殖系统疾病； 肾炎。
养生方法	清热祛湿养生。

湿热体质，让男性更烦恼

先天禀赋；滋补过度；长期肝炎病毒携带；长期生活在湿热环境下；喜欢吃甜食和肥腻，或长期饮酒、吸烟、熬夜，这几个原因都能够导致人体湿热内蕴，形成湿热体质。

对于很多男性来说，吸烟、喝酒、熬夜是家常便饭的事，由此造成的湿热内蕴常常会导致阴囊潮湿、阴囊湿疹、前列腺炎等令人难以启齿的烦恼。

男性的阴囊表皮有丰富的汗腺，通过出汗，起到散热的作用。由于它所处部位空气不是很流通，所以平时偶尔也会出现潮湿。不过，如果平素嗜食辛辣肥甘，湿热内蕴就会造成阴囊出现丘疹、小疱、脓疱，搔破后出现糜烂渗出、结痂等变化，阴囊皮肤红赤、灼痛，这就是由阴囊潮湿进一步转化成了阴囊湿疹。另外，长期的阴囊潮湿成为细菌和病毒繁殖的温床，是引发男性前列腺炎、附睾炎、精囊炎、精索静脉曲张的潜在病灶，更容易导致与之性接触的女性带来妇科病的潜在危险。因此，对于阴囊潮湿现象，男性要极为重视。

对于男性的这一系列病症，如果未能发现始作俑者就是湿热体质，找不到各个病症之间有什么联系，则很不容易根治。因此，当男性患上阴囊潮湿、阴囊湿疹以及前列腺炎等病时，要先检查一下自己的身体，看看自己是否存在：舌质偏红苔黄腻、面垢油光、多有痤疮粉刺、常感口干口苦、眼睛红赤、心烦懈怠、身重困倦、小便赤短、大便燥结或黏滞的一些湿热体质特征。由此判断自己是否是湿热体质，以便及时清除体内湿热，达到根治疾病的效果。

另外，对于男性来说，阴囊潮湿、阴囊湿疹、前列腺炎等疾病都属于常见疾病，不属于性病范畴，大家应该放松心情，不要到处乱投医，乱吃药，而应到正规医院找中医或西医检查确定具体的病情，注意对症治疗。

平时在饮食上要尽量做到不嗜烟酒，不吃辛辣油炸的食物，尽量少吃一些大热大补的食物，比如辣椒、生姜、大葱、大蒜等。狗肉、鹿肉、牛肉、羊肉、酒等温热食物也要少吃。宜食用清利化湿食品，如薏苡仁、莲子、茯苓、红小豆、蚕豆、绿豆、鸭肉、鲫鱼、冬瓜、丝瓜、葫芦、苦瓜、黄瓜、西瓜、白菜、芹菜、卷心菜、莲藕、空心菜等。而且多吃富含膳食纤维的果蔬能有助保持大小便通畅，防止湿热郁积。

避免居住在低洼潮湿的地方，居住环境宜干燥，通风。盛夏暑湿较重的季节，要减少户外活动的时间。不要熬夜或过于劳累，必须保持充足而有规律的睡眠。

着装上宜穿宽松舒适的内裤，最好为纯棉制品，不要穿过紧的内裤。及时换洗内裤，尤其是运动后，要及时清洁换洗内裤。

运动上，适合做高强度、大运动量的锻炼，如中长跑、游泳、爬山、各种球类、武术等。夏天由于气温高、湿度大，最好选择凉爽时锻炼。

湿热体质夏季更易"暑湿"致病

有一些人到了夏天就特别喜欢吹空调，否则就热得受不了。这类人属湿热体质，往往能够忍受冬天的寒冷，却不能忍受夏天的湿热，耐寒不耐暑，湿火很盛，如不注意，夏天很容易因"暑湿"而致病。

一般而言，盛夏时节因暑热湿重，极易损伤人的身体，也容易诱发湿热病，中医称之为"湿邪"。湿邪致病会让人出现四肢困倦、关节肌肉疼痛、胸闷不舒、小便不利、食欲不振、大便溏泄等症状。并且湿邪致病，病程较长，缠绵难愈，如风湿病、湿温病，常有如油入面难分难解之临床特征。

对于夏季的暑热，湿热体质人会更加难捱，如很多南方人一到梅雨季节就会出现食欲不振、腹胀、腹泻等消化功能减退的毛病，还时常会伴有精神萎靡、嗜睡、身体乏力、不想喝水、舌苔白腻或黄腻等症状。属于湿热体质的人不仅在湿热天气里感觉难过，而且一年四季里都容易受到湿邪、热邪的侵扰。这时只要顺应四季养生的总则，合理安排好自己的饮食和作息时间就行。但是温热体质尤其要注意夏季和雨季的养生，这是因为具有这种体质的人，太容易受湿邪的侵扰了。因此，对于湿热体质人而言，夏季除了防暑降温，还要特别注意湿邪致病。

湿热体质的人在夏季可以适当食用清热利湿药膳来调理自己的身体，**如绿豆薏苡仁粥：**取绿豆50克、薏苡仁50克，冰糖适量，将绿豆、薏苡仁洗净，放入砂锅内如常法煮，待粥煮后再加入少许冰糖，搅拌均匀即可食用，该粥具有有清热、祛湿、解暑的作用。还可以食用绿豆藕：选取那种看起来比较粗壮的肥藕1节，冲洗干净备用，再取50克绿豆，用清水浸泡后取出，装入藕孔内，将藕放入锅中，加清水炖至熟透，再放入适量的冰糖或食盐都可，绿豆藕能消暑解渴、清热解毒的功效，对于湿热体质者夏季饮食无味、燥热烦闷、心神不宁有缓解作用。

另外，湿热体质的人在夏季可以食用一些芳香类的药物和食物。中医认为，芳香类具有开窍燥湿、辟秽除浊的作用，适用于湿浊内阻导致的胸闷胸满、少食体倦、喉不渴、舌苔腻等症，实际上，这些正是湿热体质或痰湿体质的症状。因此，中医对于湿热体质严重者，常会开出一些含有藿香，佩兰，苍术，厚朴，砂仁，豆蔻，草豆蔻，草果等芳香药物。在日常

157

饮食中，有芳香作用的食物有香菜、生姜、大茴香、桂皮等，也可将香菇、藿香、艾叶、佩兰泡茶冲饮，都有助于湿热体质者健脾祛湿，夏季不妨多喝些此类食物做成的粥和汤。

湿热质清热祛湿养生方

清热祛湿食物	猪瘦肉、猪肚、鸭肉、兔肉、鲤鱼、鱿鱼、田螺、泥鳅、小豆、绿豆、赤小豆、薏苡仁、四季豆、扁豆、苦瓜、丝瓜、冬瓜、芹菜、荠菜、芥蓝、紫菜、海带、竹笋、莴苣、藕、荸荠、西瓜、梨等。
禁忌食物	肥肉、羊肉、狗肉、海鱼、鹅肉、黄油、燕窝、蜂蜜、麦芽糖、糯米、韭菜、辣椒、生姜、葱、南瓜、马铃薯、豆豉、荔枝、桂圆、大枣、瓜子等。
清热祛湿中药	龙胆、茵陈、车前草、滑石、泽泻、牛膝、黄芪、栀子、溪黄草、柴胡、淡竹叶、木棉花、土茯苓、野菊花。
清热祛湿中成药	龙胆泻肝丸、清热祛湿冲剂、甘露消毒丸、君泰口服液、溪黄草冲剂。

推荐食疗方：

蒲公英粥：干蒲公英30克（鲜60克）、粳米90克，将蒲公英洗净，切碎，加水煎煮，去渣取汁，将粳米淘洗干净放入锅内与蒲公英汁一同煮成粥，每天2次，温热食用。本粥清热解毒，用于湿热体质者目赤肿痛、烦躁易怒、小便黄赤有很好的疗效，也可用于湿热体质易患的疾病，如黄疸肝炎、胆囊炎、急性乳腺炎、尿路感染等疾病。蒲公英用量不宜过大，过大易致缓泻。

茵陈粥：茵陈30克、粳米60克，白糖适量，先将茵陈洗净，煎汁，去渣，将粳米洗净放入茵陈汁内加水适量煮粥，快熟时，加适量白糖煮至粥成。本粥健脾养胃、清热利湿，适用于湿热体质者胸肋胀痛、恶心呕吐、小便短赤症状，同时对于病毒性肝炎、黄疸型肝炎、急性胆囊炎等疾病都有清热利湿，退黄疸的作用。在慢性肝炎恢复期坚持食用，对疾病的彻底除根有很大帮助。

金钱草苡仁汤：金钱草30克、薏苡仁50克，先将薏苡仁洗净，放入锅内加水煮到烂熟，再加入金钱草再煮10分钟，将金钱草捞出，饮汤食苡仁即可。本汤清热祛湿，对于湿热黄疸、水肿及各种淋证有很好的疗效，尤其适用于湿热体质导致的泌尿系统疾病。

玉米须炖蚌肉：玉米须100克、蚌肉350克，将玉米须用水洗净，入纱布袋中，扎紧口，蚌肉洗净，切成薄片，与药袋一同入砂锅中，加葱、姜、料酒，添入适量清水，大火烧开，小火煮至蚌肉熟烂，拣出葱、姜、药袋，加精盐、味精、胡椒粉、麻油等调味品拌匀，用以佐餐。本品泄热利尿，适用于膀胱湿热不清，尿道或膀胱结石，对胆道结石也有一定作用。

泥鳅炖豆腐：泥鳅500克、豆腐（北）250克，盐适量，将泥鳅去宰杀干净，豆腐切块备用，泥鳅入锅，加盐、清水适量，置武火上，炖至五成熟时，加入豆腐，再炖至泥鳅熟烂即可。本品清热利湿，可用于湿热黄疸、小便不利、水肿等，急性肝炎患者服食本品能起到辅助治疗的效果。

经络保健方：

灸水分穴：水分穴是任脉上的穴位，顾名思义，水分穴是利水化湿第

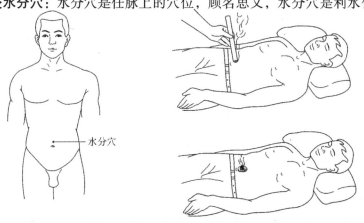

水分穴

水分穴是利水化湿第一穴

一穴。水分穴位于肚脐上一横指，这儿最好用灸法。睡前直接用艾灸或者隔姜灸。艾灸，就是把艾条点燃，放在水分穴上方灸烤穴位，使其吸收热量。隔姜灸，则是切一片硬币大小的姜片，将艾条剪开弄碎，放在生姜片上点燃。这样不仅吸取了艾灸的作用，还利用了生姜的药性，因为生病皮本身可以利水，对治疗皮肤水肿有特殊的疗效。想要彻底清除体内的湿热，在灸水分穴时，还要配合艾灸阴陵泉和足三里，艾灸方法相同。

按摩太冲穴、合谷穴：在中医上，有一种非常适合湿热体质的养生方法，就是按摩太冲穴和合谷穴。两穴如果能够配合使用，每天 2 次，每次按摩 10 分钟左右，既能够清大肠之热，又能够泻肝火，祛湿祛热的效果非常迅速。穴位位置及按摩方法见阴虚质经络保健方内容。

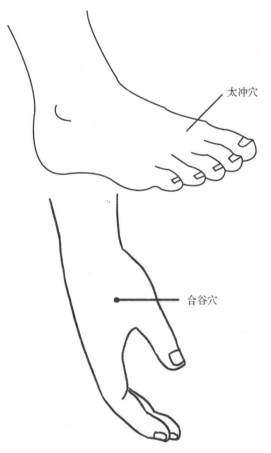

两穴配合使用，既能够清大肠之热，又能够泻肝火，祛湿祛热的效果非常迅速。

按摩曲池穴：湿热体质者每天坚持按摩手肘部的曲池穴，能起到疏风解表、清热利湿的功效。找穴位时，把肘部弯曲，找到肘部最突出的那个骨头，然后再找到弯曲合上的这个点，突出的那个骨头和这个点之间的中间点这就是曲池穴，按压它的时候有一种酸痛感，按压的时候可以用拇指或者是中指指端来按揉，每次 1~3 分钟，每日按摩 1~2 次。

湿热体质者每天坚持按摩手肘部的曲池穴，能起到疏风解表、清热利湿的功效

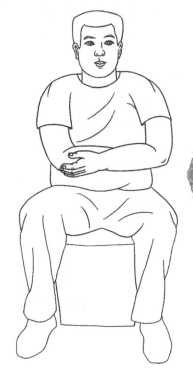

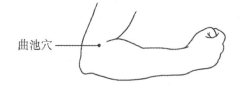

曲池穴

湿热体质者每天坚持按摩手肘部的曲池穴，能起到疏风解表、清热利湿的功效

捏脊除湿热：对于湿热体质者来说，每天通过捏脊来排除湿热，更为方便。脊背是人体的一个重要部位，有温热壅滞或寒湿壅滞的人，可以通过捏脊，把这些瘀滞在体内的邪气捏散。脊背这个人体的大枢纽一旦气血通畅，身体自然也就健康了。捏脊的方法参照痰湿质经络养生方内容。

血瘀质：面色晦滞、口唇色暗，应活血化瘀

血瘀体质面象自查

自我面诊	面色晦暗，口唇发暗、发紫；脸上容易长色斑、紫色暗疮； 舌色暗紫、有瘀点或瘀斑； 舌苔黄，舌底静脉血管曲张，明显可见。
体质特征	形体偏瘦； 皮肤粗糙、干燥瘙痒； 经常感到头痛如针刺一般，浑身关节也常有疼痛感； 眼圈发黑，眼睛浑浊有细小的红丝； 女性易痛经、闭经。
易患疾病	肥胖并发症； 消瘦； 月经不调、痛经； 痤疮、黄褐斑； 冠心病； 抑郁症； 偏头痛； 中风； 肿瘤。
养生方法	活血化瘀养生。

血瘀质重在活血化瘀

如果你总觉得自己脸色不好？面色晦暗，皮肤偏黯或色素沉着，还经

常有瘀斑，容易疼痛，眼眶黯黑，嘴唇黯淡甚至发紫，皮肤也总是干干的。你的体质就应该属于中医所说的"血瘀质"了，这是体内有血液运行不畅的潜在倾向或瘀血内阻的病理基础，以血瘀表现为主要特征的体质状态。

人的身体有这么多的血管，只要是活着，心脏这个血液的泵房时刻地在工作着，那么怎么会让血液流通不畅了呢？

我给大家作个简单的解说，大家就会明白：我们经常吃一些含脂肪成分多的食物，如牛肉、羊肉，当身体不能完全消化吸收这些脂肪时，随着时间的推移这些渐渐地和血粘在一起形成块或成黏黏糊糊的状态，通过毛细血管的时候速度非常缓慢，就像从一个小胡同里破的大型卡车通过……使得连跟在后面的好血，也受到阻碍不能正常流。这种发硬的黏黏糊糊的血块就是瘀血，颜色和正常的血液差不多。

当体内存在这种黏黏的瘀血时，有很多原因会让它们在通过毛细血管的时候停止流动。比如，人们在睡觉时，习惯性地把右胳膊压在身下睡觉的话，右胳膊被压得血液不容易流。特别是好不容易通过这里的黏黏的瘀血被压停止流动的状态下，经过一夜后，干脆凝固在那里。不采取特别措施的话，随着时间的推移越来越凝固，失去了作为血液的价值。这使就连跟在后面的血液也停止流动使其丧失血液的功能，还有其它的瘀血也粘在一起限制周围，使瘀血的规模越来越大。这时感觉有点疼或不舒服，给按摩一下好像好了点，如果还这么睡的话，血液又会重新瘀在那里，疼痛或不舒服的感觉会反复发生。随着时间的流逝瘀血块越来越大越来越硬，颜色越来越发黑。越是那样疼痛越加大，以后发展成肩膀和胳膊难以动的程度。这是举个肩膀的例子。如果这个地方不是肩膀，是头、是肝脏、是心脏或肾脏的话……你就会知道这些部位得病或者疼痛的原因了。

另外，还有淤积的更严重的情况，那就是血栓。如果毛细血管里有一个停止流动的瘀血块，那么想流过那周边的其他黏黏的瘀血块粘在那上面或堵住周边的状态下经过 20～30 年的时间，瘀血块（规模）变得越来越大。其中停流时间最长的中心部分先变硬变黑。这有点像珍珠的形成过程，但这却是真实的，血液中的血栓就是这么形成的。因此，瘀血的结果避免不了头痛、痴呆、中风等疾病的发生。

由此分析我们知道，血瘀体质者生病的主要原因与气血瘀滞有关。气血一旦在体内瘀滞，既有可能化为寒邪，也有可能化为热邪，甚至痰瘀相杂成为隐患。因此，对于血瘀体质的人来说，日常养生的重点就在于活血化瘀。平时最好能注意调整自身的气血，吃一些活血化瘀的食物或补药，多做一些有利于以及血脉的运动，调整自身的心理状态，保持身心达到健康的水平。

活血化瘀五大中药

活血祛瘀第一味——川芎。川芎，味辛微甘，气温。入肝、胆、心包络三经，活血通经，祛风止痛。

活血祛瘀第二味——丹参。丹参，味苦，性微寒，归心、肝两经，有活血调经、祛瘀止痛、凉血消痈、清心除烦和养血安神的功能。

活血祛瘀第三味——参三七。又叫田七，药味甘微苦，性温和，主入肝、胃、心三经，有止血散瘀、消肿定痛和宣痹宽胸的功效。

活血祛瘀第四味——益母草。益母草，味辛苦、凉。有活血、祛淤、调经和消水的作用。

活血祛瘀第五味——红花。又名杜红花、草红、刺红花、杜红花、金红花。有活血通经，祛瘀止痛的功效。

"瘀则痛"，血瘀质女性易痛经

痛经有原发性和继发性两种。一般来说，青春期女孩子多为原发性痛经，只要没有生理结构异常的话，只要采取适当的措施缓解疼痛即可，不需要特别的去治疗；而继发性痛经多见于三十多岁以上的女性，如果以前没有痛经而后来却长期出现痛经，这有可能是体质的变化或没有注意经期的饮食起居造成的，但也不排除是由于生殖器官的某些病病引起的，如子宫内膜异位、子宫肌瘤、盆腔炎等感染性疾病。

中医认为："通则不痛，痛则不通。"血瘀体质的人很容易发生痛经，很多时候血瘀伴随着气滞，使人气血不畅，包括经血在内，都不能通行顺畅。这些人的月经血常常被凝住的、颜色发暗红色的血块，因此会在子宫口受阻，不能顺利排出而刺激子宫痉挛收缩，从而导致痛经。这种女性最明显的表现就是舌上有瘀点、瘀斑，尤其是翻起舌头，还能看到舌下的静脉曲张。

大多数人疼痛发生在月经的第一天，通常在月经开始的时间，但也有人直到月经第二天才开始疼痛。疼痛呈痉挛性、阵发性。严重时面色发白、出冷汗、全身无力、四肢厥冷。恶心、呕吐、腹泻和头痛也较常见。当经血外流通畅时，这些症状会很快消失。

对于女性来说，如果痛经是因为某种疾病引起的，则要及时到医院治疗，不能认为是小毛病挺挺就过去了，这是对自己不负责的做法。如果排除了疾病的原因，对于因血瘀体质导致的痛经，一般通过疏通经络和饮食调理就可以有效改善痛经问题。

中医学认为"痛则不通"，气血运行不畅很多情况下都是因为经络不通导致的，通过按摩和艾灸，可以打通经络郁结，疏通气血运行，使经血顺利排出体外，从而缓解痛经。具体方法有两种：一是按摩小腹。曲膝平躺在床上，双手搓热相叠置于小腹中间，紧压腹部，慢慢按摩腹部，以1分钟20圈的频率进行，直至小腹有热感为宜，按摩5分钟为宜；然后再将双手搓热放在小腹两侧，从后面向前斜擦，不要往返擦，以摩热为度，可以起到促进盆腔血液循环、疏肝理气、调经止痛的作用。二是用艾草灸关元穴、水道穴、归来穴，艾草性湿，入肝、脾、肾经，能温暖子宫、祛除寒湿、疏通经络。灸关元穴能补元气、固肾气、暖下焦，对于女性白带病、痛经、各种妇科炎症都有疗效；水道穴、归来穴专治痛经，又邻近子宫，是子宫的守护神，能第一时间温暖子宫，畅通气血。但需要注意的是，这几个穴位和子宫靠得很近，未婚未育的女性不能乱灸，那样很可能造成不孕。

对于女性因血行不畅导致的痛经，有一个简单的食疗方法非常有效，那就是在每次月经前两天喝红糖姜茶：取红糖10克、姜丝5克，开水冲泡当茶饮，可以暖宫，让经血通畅，改善痛经，还可以助孕；但因为此茶促进血液运行，在月经期中间要停止喝，以免血流不止经期延长；月经后期喝红糖姜茶能起到促进污血排尽的功效，血瘀体质的女性平常也可以多喝红糖姜茶以活血化瘀。

中医说："血得温而行，遇寒则凝。"长期居住在寒冷地区的人也容易形成血瘀体质，就是因为寒邪入侵了血脉，寒凝则血滞，就好像水冻成冰块无法流动一样，血液受冻也会凝结成块，形成血瘀。因此，女性朋友一定要做好防寒保暖工作以预防痛经的发生。比如少穿露脐装，不要在大冬天里穿裙子；平时少吃寒凉食物等。

血瘀不通带来脑中风

脑中风又名脑卒中，是脑部血管疾病的总称。好发于中老年人，常见病因为高血压动脉硬化。中医认为，引起中风的原因有很多，其中一个原因就是因为血瘀的存在，比如有些患者在中风前，会有头痛头晕、手脚麻木无力、四肢一侧无力或活动不灵活等先兆，实际上这就是身体器官没有得到血气的及时滋养而造成的。血气运送不达，一方面是因为气血虚弱，一方面是因为体内有血瘀，有阻碍。另外，上面我说过血瘀体质的人易于形成血栓，这种血栓栓塞于脑动脉就会发生缺血性脑中风。因此，脑中风与血瘀体质的人关系密切。

气血瘀阻所致的中风常见的症状为：半身不遂，口眼歪斜，语言不利，口角流涎，小便频数，遗尿不禁，面色不华，食欲不振，脉细涩。对于治疗缺血性脑中风，要以补气活血，化瘀通络为主。

中医认为中风后遗症主要是由于中风之后气虚血瘀，脉络瘀阻，风痰阻络，或肝肾二亏，精血不足，筋骨失养所致。对半身不遂者，在软瘫期多使用有益气活血通络作用的补阳还五汤加减；在硬瘫期多用有养血平肝息风活络作用的四物汤合天麻勾藤饮加减。对语言障碍者，常用有祛风化痰作用的解语丹加减；肾虚者合用左归饮加减。老年痴呆者，常用益脾肾、补脑髓、化瘀豁痰开窍的河车大造丸合安脑丸治疗。

另外，由于中风后遗症是一种需要长期治疗的疾病，中成药成了许多患者的首选，强力天麻杜仲胶囊由天麻、独活、杜仲、附子、玄参、藁本、当归等组成，具有祛风化湿、活血化瘀、益肾通络、滋养肝肾、调理脾胃的功效，补而不燥，走而不守，行而不散，补血养阴，内养五脏，外润筋脉，柔润中兼有疏利，虚实标本兼治，是治疗中风后遗症的良药。

中风后遗症属难治病症，综合康复治疗被认为是当前最佳方案，针灸、推拿和理疗也是治疗的有效方法。并且，防治中风，根本上就是要调理出一个健康的体质，保证气血的通畅。

血瘀质活血化瘀养生方

活血化瘀食物	甲鱼、墨鱼、虾、螃蟹、海参、山楂、白萝卜、辣椒、芥末、大蒜、生姜、大葱、洋葱、茴香、桂皮、丁香、油菜、韭菜、空心菜、蒜薹、西红柿、紫皮茄子、黑木耳、银杏、柠檬、柑橘、柚子、金橘、木瓜、石榴、玫瑰花、醋、黄酒、红葡萄酒等。
禁忌食物	肥肉、奶油、土豆、大豆、黑豆、甘薯、芋头、蚕豆等容易胀气的食物、油炸食品、糯米、馒头、面条等面食以及太甜或难以消化的食物。
活血化瘀中药	益母草、三七、桃仁、柴胡、香附、郁金、当归、红花、川芎、薤白、枳壳、丹参、五加皮等。
活血化瘀中成药	血府逐瘀汤、复方丹参滴丸、柴胡疏肝散、麝香保心丸、木香槟榔丸、保和丸、桂枝茯苓丸等。

推荐食疗方：

加味三七丹参饮： 取丹参 20 克、三七 15 克、红花 10 克、生地 10 克、丹皮 10 克、甘草 10 克，白糖适量，将诸药放入砂锅内水煎煮两次，每日早晚饮用，10 天为 1 疗程。本饮品活血化瘀、理气止痛，对于血瘀体质者胸闷气短，胸部隐隐疼痛有很好的疗效，还可用于治疗冠心病、心绞痛等病症。

桃仁红花粥：取粳米 100 克、桃仁 10 克、红花 10 克，先将桃仁捣烂如泥，与红花一并煎煮，去渣取汁，同粳米煮为稀粥，加红糖调味，每日早晚温热服食。本粥活血通经，祛瘀止痛。适用于气滞血瘀经闭，月经不调，及冠心病、心绞痛、高血压等血瘀体质者食用，症状有所改善即可，不宜长期食用，平素大便稀薄者不宜用。

益母草红枣瘦肉汤：瘦肉 100 克、益母草 50 克、红枣 9 颗、盐适量，将瘦肉洗净、切块，红枣去核、洗净，益母草用水洗净，将益母草、红枣、瘦肉放入堡内煮滚后，再改用文火煮 2 小时，下盐调味，即可饮用。本汤活血、补血、祛瘀，对于女性产后血行不畅腹部疼痛、血瘀体质者痛经都有很好的促进子宫复原、活血化瘀、调经止痛的效果，月经过多者不宜饮用。

香菇油菜：取鲜香菇 100 克、油菜 250 克，盐、生抽、味精、淀粉适量，香菇洗净、切片，小油菜洗净对半剖开，炒锅烧热，倒入油烧热，放入小油菜，加一点儿盐，炒熟后盛出，再将炒锅再次烧热，放入油烧至五成热，放入香菇片，勤翻炒，然后加盐、生抽翻炒至熟，闻到香菇特有的香气后，加入水淀粉勾芡，再放入味精调味，最后放入炒过的油菜翻炒均匀即可。本品健脾养胃、活血散瘀、补血益气，非常适合有高血压、高血脂的血瘀体质者常食。

天麻川芎蒸鱼头：取天麻 15 克、川芎 10 克、鲢鱼头 1 只约 300 克，食盐、生姜、葱花、绍酒适量，把天麻、川芎放入砂锅内煎煮 40 分钟，去渣留汁，将鱼头洗净，去腮，加入盐、葱花、姜丝、绍酒，腌渍 30 分钟；将药汁浇在鱼头上入蒸锅内，用大火大气蒸 20～30 分钟即成。本款食疗方活血化瘀、行气止痛，对于血瘀体质者头晕、头痛、痛经、肢体麻木、风湿痹痛等都有很好的疗效。

经络保健方：

按摩三阴交穴：三阴交穴是足太阴脾经的穴位，几乎女性所有的妇科

168

疾病，比如痛经、月经不调、崩漏、带下等，都可以通过按摩这个空位来进行辅助治疗，每次按摩 3~5 分钟，用来改善自己的血瘀体质，打通体内瘀阻，使整个人的来神状态和身体都健康起来。穴位位置及按摩方法见血虚质经络保健方一节内容。

按摩、艾灸关元穴、足三里、涌泉穴，也可以达到疏通体内瘀血的目的。方法及位置见气虚质经络保健方一节内容。

全身玫瑰精油按摩：玫瑰精油能活血化瘀、调整女性内分泌，滋养子宫，缓解痛经，进能以内养外淡化斑点，促进黑色素分解，改善皮肤干燥，恢复皮肤弹性，是最适宜血瘀体质者用来保健的芳香精油。使用玫瑰精油最好的时机就是在洗完澡后，这时精油通过按摩，很快能渗入皮肤，被吸收到身体内。也可直接滴几滴玫瑰精油到浴盆中泡澡，也能起到很好的效果。

气郁质：面色灰暗、萎黄，调气解郁是重点

气郁体质面象自查

自我面诊	面色灰暗或萎黄；
	舌色淡红；
	舌苔薄白。
体质特征	体形偏胖或消瘦；
	经常腹痛肠鸣，大便排泄不利；
	胃脘胀痛，常呃逆嗳气；
	胁胀、爱叹气；
	女性月经前乳房及小腹胀痛，月经不调、痛经；
	失眠多梦，容易偏头痛。

易患疾病	抑郁症； 失眠； 月经不调、痛经； 慢性咽炎； 心脏供血不良； 慢性肝炎、胃炎、胆囊炎、结肠炎等； 甲亢； 乳腺增生或乳腺癌。
养生方法	疏肝理气养生。

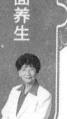

乳腺增生多是气郁的后果

青春期乳房胀痛是正常的身体发育造成的，无需担心，但很多女性过了青春期后还会有乳房胀痛的经历，特别是在来月经之前的十来天，会更加严重，疼得厉害时一碰就疼，甚至连走路或者躺下休息时都会疼。如果用手摸，还会触摸到一些肿块样的东西，有时会连带着腋下也会隐隐疼痛，这让很多人担心会不会是乳房内长了肿瘤，到医院去检查，医生的诊断结果是：乳腺增生。

乳腺增生是妇女常见、多发病之一，属于中医的"乳癖"范畴。"乳癖"是形容气机不畅，在乳房部出现胀满疼痛，症情时缓时剧，疼痛时轻时重等特点。《疡科心德集》中是这样描述的："有乳中结核，形如丸卵，不疼痛，不发寒热，皮色不变，其核随喜怒而消长，此名乳癖……"既描述了肿快的特点，又指出了乳腺增生病与情志变化的关系。

中医认为本病的主要发病原因是由情志不畅，肝郁不舒而致。气郁质的人体内气机不畅，轻则使乳房胀痛，重则气滞不通，气血的流通失调，就在乳房处结聚成块，形成乳腺增生。

对于乳腺增生治宜舒肝活血，通络化结，使冲任调和，经络通畅。其

170

不同症型及其临床的治则为：

肝气郁结型的症状为，舌苔薄白，脉细弦，一侧或双侧乳房出现疼痛及肿块，并随着月经周期变化，同时伴经前心烦易怒，胸闷嗳气，两胁胀痛。治疗时应以疏肝理气，养血通络为主。可服**逍遥丸、小金片、乳癖丸、犀黄丸**等中成药，也可取柴胡 10 克、香附 10 克、夏枯草 15 克、青陈皮 6 克、当归 12 克、白芍 15 克、橘络 6 克、生甘草 3 克，诸药水煎，每日 1 剂，月经前 15 天开始服用，7 天为 1 疗程，对气郁质乳腺增生、月经前心烦易怒，胸闷嗳气都有很好的疗效。

肝肾亏虚型的症状为，舌淡或舌红少苔，脉细数，乳房有肿块，经前或经期疼痛加重，经行后减轻或消失，经期多后延，经痛不剧，经量少，身倦无力，腰酸肢冷，少腹畏寒，日久失治者，少数可发生癌变。此类型宜温肾平肝，理气通络。可服**小金丹、散结灵**等中成药，也可取沙参 12 克、麦冬 12 克、当归 9 克、生地 9 克、川楝子 9 克、枸杞子 9 克、仙灵脾 9 克、巴戟天 9 克，诸药水煎，每日 1 剂分 2 次服，每次月经前 15 天开始服用，7 天为 1 疗程，本方参滋阴养血、疏肝理气止痛，对肝肾亏虚型乳腺增生有很好的疗效。

最后，要告诉大家，对于此病，保持心情舒畅，避免情志刺激是最好的良药。平时应多听悦耳的音乐，养成养花、养金鱼等生活习惯。做好思想疏导工作，解除不必要的顾虑，遇事勿怒，起卧有时。居室环境应清静、空气流通。情绪低落时可适当选择散步、太极拳、健身操等来分散注意力，调畅情志。

另外，女性到了 30 岁后，都应该学着自己检查乳腺。自检的方法是采取仰卧的姿势平躺在床上，用指腹顺时针按压乳房，但不要采取抓的姿势，免得把正常的乳腺组织也当成增生。如果摸到有散在的颗粒状物体就应该就医，请医生帮助做最终的判断。

气郁生痰，当防慢性咽炎

慢性咽炎为咽部黏膜、黏膜下及淋巴组织的弥漫性慢性炎症。秋季是急慢性咽炎高发期，加之气温变化大，患者会出现咽喉肿痛、咽干、痒、咳嗽、声音嘶哑等，常被误认为"感冒"。

慢性咽炎属中医"喉痹"的范畴。临床以咽部不适、异物感、阻挡感、咽痒、干燥、微痛为特点。也有的是由于分泌物刺激引起咳嗽及呕吐。

中医学认为本病主要由脏腑亏损，咽喉失养，虚火上灼，或外感风热失治所致，同时也可由情志刺激，气郁生痰，阻滞咽喉而成。

因气郁生痰导致的慢性咽炎者，苔薄腻、脉弦滑，其咽部干燥隐痛，终日不舒，咽中不利，似有异物，颈部作胀，胸胁闷痛，痰液多而黏稠，情志不舒。对于此种症状，可取柴胡 12 克、枳壳 12 克、甘松 12 克、绿萼梅 9 克、薄荷 9 克、桔梗 6 克、射干 4 克、甘草 6 克，诸药水煎，10 天为 1 疗程，每日 1 剂分两次服用，可起到疏肝理气、化痰利咽的功效，对于气郁质慢性咽炎有很好的效果。

另外，对于气郁体质因慢性咽炎出现口苦、咽干、胸闷、烦躁等症状时，还可以用食疗的方法调理，如**竹茹枳实粥**：取竹茹 10 克、枳实 10 克、半夏 10 克、陈皮 12 克、甘草 6 克，粳米 50 克，将诸药放入砂锅内煎煮两次，药液倒在一起，将粳米加清水煮粥，将成时倒入药液，继续熬煮半小时即可，趁热服食。本粥有理气化痰、和胃利胆、解郁除烦的功效。气郁体质者若胆气郁结、痰多、心神不安、烦闷、失眠、头晕时也可服用。

本病病程较长，症状顽固，很难治愈，因此一定要注意防治，远离诱发咽炎的一切可能因素。预防慢性咽炎首先要防治口鼻炎症，慢性咽炎多由急性咽炎迁延而致。因此，要预防慢性咽炎，首先要及时彻底治疗急性咽炎。其次，要保持口腔卫生，养成晨起、饭后及睡前漱口、刷牙的习惯，以减少细菌繁殖的机会。最后还要注意减少咽部刺激，以防干燥及过冷、过热、过湿等刺激，皆可影响咽部黏膜的防御功能，造成黏膜功能障碍，致使咽部感觉异常，日久发为慢性咽炎。

气郁质疏肝理气养生方

疏肝理气食物	猪瘦肉、蛋黄、鱼、海藻、海带、黄花菜、苦瓜、洋葱、萝卜、韭菜、蒜、葱、茴香、芫荽、蒿子秆、荞麦、高粱、小麦、金橘、柑橘、香橼、橙子、山楂、槟榔、大枣、南瓜子、花生、黑芝麻、桂圆、葡萄干、莲子等。
禁忌食物	糯米、栗子、奶油、肥肉、鱼子、巧克力、乌梅、柠檬，少吃辛辣、浓茶、咖啡等刺激品。
疏肝理气中药	佛手、枳壳、麝香、薄荷、香橼、木香、全蝎、沉香。
疏肝理气中成药	逍遥丸、柴胡疏肝散、气郁汤、木香调气散、越鞠丸。

推荐食疗方：

薄荷佛手粥： 取干薄荷 15 克、佛手 9 克、玫瑰花 6 克、陈皮 6 克，粳米 50 克，将薄荷、佛手、玫瑰花、陈皮放入砂锅内煎煮 2 次，去渣留汁，在锅内煮粥，将熟时倒入药汁再熬煮 20 分钟即可，每天早晚温热服食。本粥疏肝利胆、解郁理气、止痛清热、提神醒脑，对于气郁体质者情绪不稳、心神不宁、失眠、胸闷、经期腹胀等问题有很好的缓解作用。

自制逍遥散： 取柴胡 15 克、当归 15 克、白芍药 15 克、白术 15 克、生姜 15 克、薄荷 9 克、炙甘草 6 克，将诸药放入砂锅内煎煮 2 次，药液混合在一起，每天 1 剂，早晚温热服用。本品疏肝解郁、健脾和胃、益气养血，气郁体质者出现两胁疼痛、头痛目眩、口燥咽干、精神不振、不思饮食、月经不调、痛经、乳房胀痛等症状时都可饮用。

玫瑰花茶： 玫瑰花 20 克，沸水冲泡代茶饮，能理气解郁，活血化瘀，适用于经期腹痛，以胀痛为主者。气郁体质和血瘀体质都适宜饮此茶。

元胡益母草蛋： 当归 10 克、益母草 25 克、鸡蛋 2 个，将当归、益母草、鸡蛋加清水煮至鸡蛋熟后，去壳再煮片刻，去渣取汁，饮汤食蛋，每次 1 个，每日早晚 2 次，月经前连续 7 天。可行气活血，化瘀止痛，适用于气郁体质和血瘀体质痛经，经色紫黯有块，血排出后疼痛减轻者。

橘叶苏梗红花茶：鲜橘叶 30 克、苏梗 15 克、红花 6 克，沸水冲泡后代茶饮。常饮此茶能理气解郁活血，适用于气郁、血瘀之人。

经络保健方：

按摩、针灸阳陵泉穴：阳陵泉穴在小腿外侧，当腓骨头前下方凹陷处。此穴的主治范围包括提腑病症、筋的病症、经脉通络上的病症三方面，刺激这个穴位，就可以保证全身气血的通畅，尤其对于主疏泄的肝有良好的作用，所以，经常按摩这个穴位，既疏肝解郁，又通络止痛，女人按摩这个穴位，不但心情比较容易舒畅，而且不容易产生痛经。血瘀体质者因血瘀胁痛可以配合三阴交空位，以活血化瘀；气郁体质者肝郁胁痛，可以辅以太冲穴一起按摩，可以疏肝理气，通络止痛；湿热体质胁痛者可以与支沟穴、期门穴、日月穴一起共达清热化湿、疏肝利胆之效。可以自己按摩此穴，也可以找专业针灸医师进行针灸。

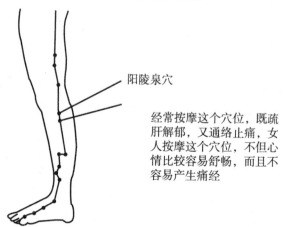

阳陵泉穴

经常按摩这个穴位，既疏肝解郁，又通络止痛，女人按摩这个穴位，不但心情比较容易舒畅，而且不容易产生痛经

经常按摩这个穴位，既疏肝解郁，又通络止痛，女人按摩这个穴位，不但心情比较容易舒畅，而且不容易产生痛经

按摩、针灸期门穴：期门穴位于胸部，当乳头直下，第 6 肋间隙，前正中线旁开 4 寸。该穴是肝经募穴，刺激此穴能够健脾活血、疏肝理气，对于气郁体质者因肝气郁结出现胁痛、食少、乳少、胃痛、呕吐、呃逆、食不化、泄泻等症状有很好的效果。可以自己按摩此穴，也可以找专业针

杨力谈
望面养生

灸医师进行针灸。

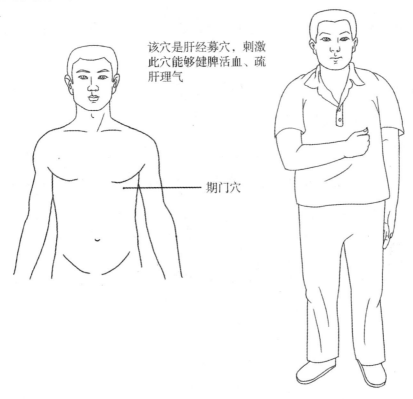

该穴是肝经募穴，刺激此穴能够健脾活血、疏肝理气

期门穴

该穴是肝经募穴，刺激此穴能够健脾活血、疏肝理气

按摩膻中穴：膻中穴在前正中线上，两个乳头连线的中点。按揉膻中穴可以舒缓病人压抑的心情，许多人在医院针刺按摩该穴后感觉腹内气体流动，胸部舒畅宽松，有的还可听到肠鸣音。平时自己按揉就可以收到疏理气机的效果。每天按揉此穴100下，时间约2~3分钟，便可达到"气和志适，则喜乐由生。"的效果。揉的时候注意事项是四指并拢，然后用指头肚儿轻轻地做顺时针的环形揉动或者从上到下按摩，千万别从下向上推。

175

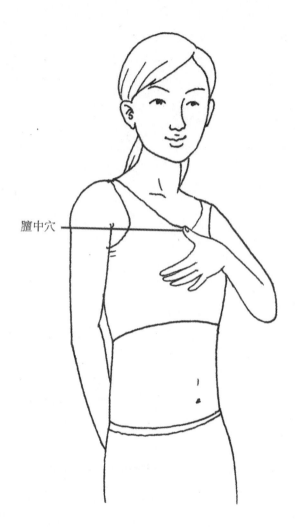

膻中穴

按揉膻中穴可以舒缓病人压抑的心情

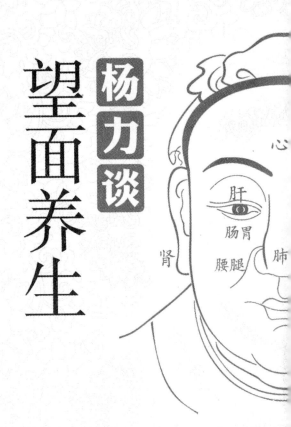

杨力谈 望面养生

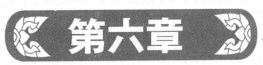

第六章

看面部五官，知人体健康

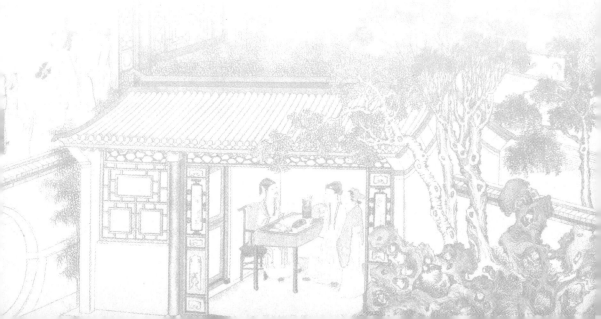

"发为血之余"，身体毛发变化非小事

在《黄帝内经》这部伟大的著作里，有多处关于毛发和发病的记载。如，"发为血之余。""肾者，其华在发，其主在骨。""肺者，其华在毛，其主在皮。"《医述》中也说："察其毛色枯润，可以现脏腑之病。"这些均说明了毛发的生长、荣萎与精、气、血、脏腑和经络有密切的联系，其中任何一个环节发生障碍，均可致使毛发病变。

所以，毛发反映着内在脏腑的信息，是体内脏腑疾病的预警器。

眉毛疏淡，早衰肾气虚

中国古书《黄帝内经》中说："美眉者，足太阳之脉血气多，恶眉者，血气少也。"指出眉毛与肾气相关。眉毛属于足太阳膀胱经，它依靠足太阳经的血气而盛衰。当人体血气不足时，就可能引起眉毛的稀疏。所以祖国医学认为，眉毛浓密，说明肾气充沛，身强力壮；而眉毛稀淡，说明肾气虚亏，体弱多病。

一般来说，人到40岁以后眉毛会从外侧逐渐掉落，但是，如果40岁之前明显掉落就属于早衰征兆，特别是眉毛外侧三分之一部分的脱落、稀疏常是肾气虚衰的征兆。

引起肾虚的原因，可分为两个方面：先天不足，后天失养。

先天的有：过早结婚，体虚，性生活不当。

后天的有：压力过大，情绪不稳定导致失眠、食欲减退、乏力、烦躁、脾气暴躁、神经衰弱等肾虚、脑虚症状；生活无节制，吸烟、饮酒、作息没有一定的规律，过度劳累，均会损伤肾脏致使肾虚；纵色情欲，不

179

良习惯，如过度手淫，性生活过频，可直接损伤人体的肾精，造成肾虚；环境污染、空气污染、食品污染、核磁辐射、噪音等使许多毒素淤积在人体内，威胁健康。例如食品污染，食品中的激素样物质、填充剂过多，人们食用后相当于口服了激素，致使人体肾上腺不分泌激素或分泌的少了，时间长了，导致肾上腺这个器官废用，甚至萎缩，所以很多人出现性功能下降、早泄、生殖器短小等。

肾虚除了表现在头发稀疏之外，还常常表现在精神疲乏、头晕耳鸣、健忘脱发、腰脊酸痛、遗精阳痿、男子不育、女子不孕、更年期综合征等方面。

治疗肾虚方法很多，首先可以用药物治疗，比如六味地黄丸，药效普通，却是治疗"肾阴虚"症状的中药，适合广大百姓朋友，但与性功能健康并无直接联系；金匮肾气丸则适宜"肾阳虚"的人使用；太极养肾益寿胶囊适用于老年群体。

其次，可用食物治疗。

山药：能补肾益精、固涩止遗，经常食用可防治阳痿、早泄、遗精、腿软等症状，具有健脾益肺、强精固肾的药效。

莲子：含有莲子碱、莲子糖等成分，钙、磷、铁的含量也相当丰富，是收敛强壮的健康食品，常吃能够治脾久泻，有补皮涩肠、养肝固肾的功效。

蛤蜊：能促进性腺和甲状腺机能活化、益精固肾、造血强肝，具有防止老化，强化性机能的功效。

肾阳虚可选服羊肉粥、鹿肾粥、韭菜粥等温肾壮阳之物；肾阴虚宜选服海参粥、地黄粥、枸杞粥等滋养肾精之品。

再者，保健也是个良好方法，诸如脚心按摩法：每日临睡前用温水泡脚（水温60℃左右），约20分钟后，用手互相擦热后，用左手心按摩右脚心涌泉穴，右手心按摩左脚心涌泉穴，每次100下以上，反复按摩，以搓热双脚为宜。此外，平时多注意饮食，生活有所节制，情绪调养，多有助于护肾养肾！

内分泌失调也会让眉毛掉落和稀疏

白血病、贫血、营养失调，精神压力大，情绪长期过度紧张、焦虑，会造成内分泌激素失常。长期熬夜、吃太多辛辣刺激的食物、烟酒过量、运动过度等这些不良的饮食和生活习惯，也会造成内分泌激素失常，引起眉毛掉落，稀疏。

从古到今，浓眉大眼的男人或是长着柳叶眉的女人都是美女或帅哥的象征，眉毛过于稀少，或脱落、枯黄、变白，都将影响人的美容。所以，传统中医探索了许多防治眉毛脱落、养眉乌盾和美化眉毛的方法，如用生姜切片擦眉部，可以治疗眉毛稀少，长久不生，或是到中药店去买真正的鹿角胶，用酒化或加水炖化，每日早晨服 3 克，至少要服用半年以上，可治疗肾阳不足，精血虚损所引起的眉毛稀少及枯黄细软。这些方法至今仍有肯定的效果或具重要的参考价值，大家可以一试。

对于自己稀疏的眉毛大家还可以每日早中晚抽出十分钟的时间去按摩一下，将双手食指腹面置于两眉中间的印堂穴上，然后向两侧眉头推去，反复进行 10 多次；或用双手食指或中指腹分别在眉间印堂、眉头的攒竹、眉中间的鱼腰、眉梢的丝竹空和太阳等穴，作轻柔和缓的揉动，反复 10 余次。两法均可起到直接养眉、乌眉和美眉的作用。

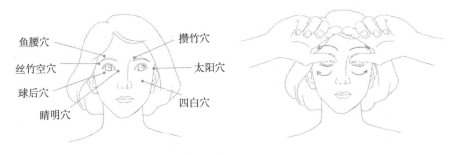

鱼腰穴　　　　　攒竹穴
丝竹空穴　　　　太阳穴
球后穴
睛明穴　　　　　四白穴

眉毛脱落，麻风病侵

有一位父亲带着孩子去医院看病，孩子没有多大问题，只是因为风寒得了感冒，在坐诊时，医生却发现那位父亲的眉毛，虽然颜色浓黑，但是却稀疏，好像有过脱落，而且脸色泛白，当时出于好意，医生提醒他顺便检查一下，然而那位父亲却没有在意。约莫一个月后，那位父亲匆匆忙忙到了医院找到了医生，说自己最近眉毛脱落，四肢疼痛，经过检查才发现，那位父亲已经患上轻微的麻风病。由于是初次患上麻风病，病情也只是轻微程度，在医生的诊治下，经过三四个月即痊愈了。

麻风病是由麻风杆菌引起的一种慢性接触性传染病。主要侵犯人体皮肤和神经，如果不治疗可引起眉毛脱落，所以，一旦发现自己的眉毛无故脱落就要当心了，另外，麻风病对皮肤、神经、四肢和眼还有进行性和永久性损害。引起麻风病的原因目前处于研究阶段，尚未完全清楚。然而某些诱因如药物、气候、精神因素、预防注射或接种、外伤、营养不良、酗酒、过度疲劳、月经不调、妊娠、分娩、哺乳等许多因素都可能诱发麻风病。目前认为麻风反应是由于免疫平衡紊乱所引起的一种对麻风杆菌抗原的急性超敏反应。

麻风病是一种容易导致毁容的疾病，并有导致残疾的可能。小孩最容易患这种病，但是这种病状约莫过 2 ~ 7 年才会显现出来。因此，平时应多加注意预防与保养，治疗麻风病可以用药物治疗。药物比如利福平（RFP），氨苯矾（DDS），氯法齐明，对麻风杆菌有快速杀灭作用，适度服用，但是这种病对身体危害较大，而且容易传染，建议患者到大型医院检查诊治，确保身体健康。

按摩可以提升肾气，从而促进眉毛生长。具体做法是：用大拇指和食指揉双手小指的第一关节，这是左右两肾穴，每天揉两次，每次 10 分钟左右。在揉小指穴时发觉关节疼痛不一样，痛的一侧可多揉会儿。但不要用力过大，应当轻轻地揉。

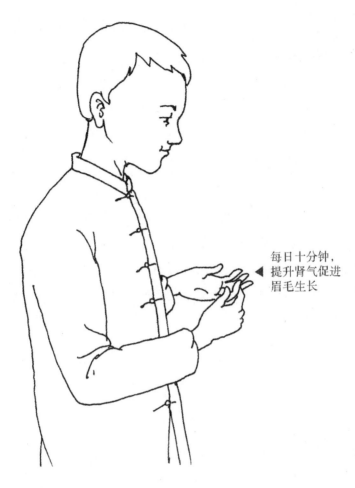

每日十分钟，
提升肾气促进
眉毛生长

按摩肾穴可以提升肾气，从而促进眉毛生长

头发枯少，肝不好

医学上认为"发为血之余"，意思是说头发的生长与脱落、润泽与枯槁，主要依赖于肾脏精气之充衰，以及肝脏血液的濡养。肝主疏泄、喜条达，以通为顺，如果肝气不舒，人体气血运行便会紊乱，引发头发稀疏的状况。

导致肝不健康的因素有很多，诸如身体虚弱，现代社会竞争激烈，心理压力大，精神压抑，容易造成肝郁不舒、烦躁、易怒、焦虑、食欲不振

183

等症状，除此之外，男性应酬多，嗜烟贪杯，加上肝炎病毒等肆虐，极易导致肝脏出现问题。

肝位于上腹部，横膈之下。肝脏是体内最大的腺体，有很多重要的功能。肝与胆本身直接相连，又互为表里。肝的经脉循行于胁肋、小腹和外生殖器等部位，故这些部位的病症多从肝论治。肝不健康主要表现在，出现胸胁、乳房或小腹胀痛，烦躁易怒、头晕胀痛、失眠多梦，腹水、水肿等。治疗方法很多，以下几方面仅供参考：

食疗法：每天食谱中多安排奶、蛋、鱼、瘦肉、豆制品等食品，每日膳食轮换安排，为肝脏提供足量优质蛋白。适当食用葡萄糖、蔗糖、蜂蜜、果汁等易于消化的食物，以增加肝糖原储备。但是需注意，虽然肝脏对蛋白质、碳水化合物以及维生素需求较多，但脂肪过量有引起脂肪肝的可能，必须适当限制。

保肝、护肝保健操，做法：

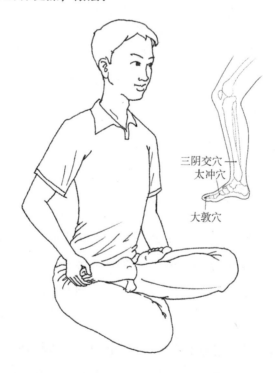

三阴交穴
太冲穴

大敦穴

第一步，揉大敦穴。盘腿端坐，赤脚，用左手拇指按压右脚大敦穴（脚大趾甲根部外侧），左旋按压 15 次，右旋按压 15 次。然后用右手按压左脚大敦穴，手法同前。

第二步，按太冲穴。盘腿端坐，用左手拇指按右脚太冲穴（脚背第一、二趾骨之间），沿骨缝的间隙按压并前后滑动，做 20 次。然后用右手拇指按压左脚太冲穴，手法同前。

第三步，揉三阴交穴。盘腿端坐，用左手拇指按压右三阴交穴（内踝尖上 3 寸，胫骨后缘处），左旋按压 15 次，右旋按压 15 次。然后用右手按压左三阴交穴，手法同前。

第四步，推搓两肋法。双手按腋下，顺肋骨间隙推搓至胸前两手接触时返回，来回推搓 30 次。

运动：充足的运动量可以消除过多脂肪对肝脏的危害，又能促进气体交换，加快血液循环，保障肝脏能得到更多的氧气与养料；多睡眠少熬夜，养成每晚 10：30 上床，11 点入睡的好习惯，也是护肝的实用方法。

发热性疾病，如肠伤寒、肺炎、脑膜炎、流行性感冒或是贫血、肝病、营养不良、系统性红斑狼疮、干燥综合征、黑棘皮病等病往往会导致头发稀疏。斑秃患者可将生姜切成片，在头皮斑秃的地方反复擦拭（擦拭的方法一定要像小鸡啄米一样，一点一点蘸着擦，而不是按在头皮上横着擦，以防搓掉更多的头发），每天坚持 2~3 次，可以刺激头发生长。

"聪明透顶"，需警醒脂溢性皮炎

走在繁华热闹的大街上，我们时不时会遇见一些人"聪明透顶"，如果稍微注意一下，我们会发现这些人大多正值中年，我们常常喜欢用"聪明透顶"来形容这样一群人，头发脱落成秃顶真的就"聪明透顶"吗？这里面有什么医学依据吗？还是另有玄机呢？

其实"聪明透顶"与人的聪明并无直接联系，却跟身体健康有着剪不断理还乱的关系。所谓的"聪明透顶"，在医学上，并非像人们日常所说得那么阳光乐观，反而是脂溢性皮炎的外在显像。脂溢性皮炎由细菌感染，长时间不治疗，皮脂侵蚀毛囊，很容易滋生细菌感染，导致毛囊被破坏，毛发不长，逐渐引起脱发症状。主要表现为头皮上有较厚的油性分泌，头发光亮，稀疏而细，或者头发干燥，头屑多，无光泽，稀疏纤细。由于中青年男性的血液循环容易出现男性激素的缺乏或失调，所以脂溢性脱发常常出现在中青年身上。

引发脂溢性皮炎的原因目前尚未有定论，但是基本与皮脂溢出增多、脂肪代谢障碍、内分泌失调以及遗传因素有关，此外，个人生活不卫生、食用高脂食物、痤疮感染以及精神紧张，都可能引发脂溢性皮炎。

治疗脂溢性皮炎的方法如下：

保健治疗：做头部按摩，促进血液循环。按摩能使头发变得更加柔软，提高新陈代谢，促进头发的发育。实践证明，每天坚持进行5分钟左右的头皮按摩，可以预防脱发。头皮按摩的方法为：轻柔地上下按摩颈动脉附近，（耳朵下面颈部的颈动脉搏动处）；轻轻地按揉头部两侧（耳朵上面的部位）；均匀地按摩后脑的枕部。按摩前需将手洗净，长期坚持，可很好地预防脱发。按摩前，在头皮上可以涂抹发油，更能提高护发效果。

药物治疗：服用中药以补肾、养血、活血、祛风为主要治疗原则。中成药可服用神应养真丹、二至丸、龙胆泻肝丸、健脾丸等，也可服用首乌片、当归片，能有效阻止多种原因引起的继续脱发，促进已经秃顶或头发稀少部位的头发再生，西药如开瑞坦，硫黄制剂和皮质激素霜剂或软膏等也有相当的效果。

食物治疗：一方面，限制脂肪性食物和甜食，如肥肉、奶油蛋糕、巧克力等；另一方面，要多食蔬菜和水果吃含维生素 C、维生素 B_1 较丰富的食物，如新鲜蔬菜、水果等。

少年白发可能是血管运行不畅

在生活中常常能够到看这样的人，年纪轻轻就有白发，稀稀疏疏掺杂

186

在黑发中很是显眼，如果家中长辈也有这种情况，大家便不以为意，认为是遗传，但是有些时候，少年白发却是动脉硬化的信号。有一个老太太的孙子，刚刚 19 岁，本来正是青春年华，长身体的时候，可是却头发早白，而且是大面积的变白，一家人都认为孩子的爷爷、爸爸都是十八九就生白发了，孩子可能也是这种情况，从来也没有想到过其他问题。在一次孩子由于不舒服、胸闷到医院检查时，却发现小小年纪的孩子竟然患上了动脉粥样硬化，幸好及时发现，经过一段时间的治疗，孩子不光病治好了，头发也渐渐变黑了。

动脉粥样硬化就是动脉壁上沉积了一层像小米粥样的脂类，使动脉弹性减低、管腔变窄的病变，导致心血管运输血液和养分的通道受阻，头皮营养跟不上，头发就变白了。所以，有少白头的孩子要注意检查一下自己的心血管是否健康。

动脉粥样硬化的形成，容易出现胆固醇、胆固醇脂及甘油三酯、血肌酐沉着、升高。动脉粥样硬化一般发生在冠状动脉，使动脉狭窄，引起冠心病，也可发生在主动脉、脑动脉、肾动脉等，引起相应部位的病变，产生不同的严重后果。

治疗方动脉粥样硬化的法多种多样，以下提供几种仅供参考：

食物治疗：少吃高热量的食物，有选择地多吃一些可以促进血液循环的蔬菜和水果，如：

葡萄

每天喝两杯葡萄汁，大约 250 毫升的量，能够起到类似阿司匹灵的溶栓、抗凝血和溶纤维作用，从而降低血小板的凝集力 40%，不光能起到预防心脑血管的作用，还能对已经硬化的血管有着软化的效果。值得一提的是，葡萄皮中所含的类黄酮物质对预防心血管病有一定效果，所以，大家都应该"吃葡萄不吐葡萄皮"。

凤梨

凤梨就是菠萝，它含有一种叫"凤梨朊酶"的物质，它能分解蛋白质，溶解阻塞于组织中的纤维蛋白和血凝块，改善局部的血液循环，不仅能使血凝块消退，还可及早制止血凝块形成，降低血液黏度，具有抗血栓作用。

柠檬

柠檬中柠檬酸与钙离子结合成可溶性化合物，能缓解钙离子促进血液凝固的作用，可预防和治疗高血压和心肌梗死，柠檬酸还有收缩、增固毛细血管，提高凝血功能及血小板数量的作用，有效减轻动脉粥样硬化的危害。

大白菜

常食含有丰富维生素 C 的大白菜中能降低人体胆固醇浓度，增强血管弹性，对动脉粥样硬化和心血管疾病有预防作用。

洋葱

洋葱中含有一些强力降脂的营养成分，具有良好的降血脂作用。并且，洋葱是目前所知极少数含有前列腺素 A 的蔬菜，能够扩张血管，降低外周血管阻力与血液黏稠度，促进血液循环，防止动脉粥样硬化的形成。

山药

山药中的多巴胺，具有扩张血管、改善血液循环的功能。

大蒜

大蒜对心血管系统有十分良好的影响，能降低血压、血脂和胆固醇，防止血栓的形成。每天吃 2 瓣大蒜，三个月后血压可下降 12% 左右，且随着时间进展会下降更多，吃大蒜一定要生吃，可以先切成片在空气放置十五分钟或者先将大蒜捣成泥状，这样有利于大蒜素发挥作用。

红薯

红薯中的黏液蛋白，能维持血管壁的弹性，防止动脉粥样硬化，促进体内胆固醇的排泄。

番茄和茄子

番茄和茄子中的维生素 P 含量较高，有软化血管增强弹性的功效，可降低毛细血管的通透性，防止血管硬化。

香菇和蘑菇

香菇中有腺嘌呤、胆碱及一些核酸类物质，有利于预防动脉硬化和心血管病。蘑菇有降血脂、抗凝血、护心血管等作用。

药物治疗：可以选用一些药物防治动脉硬化，如，消胆胺是降胆固醇比较强的药物；安妥明能够抑制胆固醇和甘油三酯的合成，降低血液黏度，抗血栓的作用；烟酸能促进血液循环；另外，像益寿宁、血脂平及心脉乐产品都能起到降低血脂，促进血液循环的作用。如何选择对症的降脂除血栓、防治动脉粥样硬化的药物，大家还是需要到医院去询问专科医生。

改正生活习惯：注意饮食卫生，不抽烟少喝酒，平时多锻炼，促进新陈代谢。

除了动脉硬化会造成白发外，结核病、贫血、胃肠病、斑秃、白癜风、斑驳病（又称花斑病）等疾病都可能导致头发大量变白。而青少年发生白发，并且伴有肾虚症状，是肾气亏虚的特征，如果兼有心虚的症状，则是耗伤心血导致的。

头发颜色突变，重金属中毒

在如今开放的社会背景之下，追求时尚已成为一种社会潮流，染发也受到众多人的青睐，五颜六色，大家也都见怪不怪了。然而，当你突然发现自己的头发颜色没有染却突然改变，你会有什么反应？是觉得正常，还是担心忧虑？倘若你觉得正常，那么你一定是在拿你的生命开玩笑，因为这里面暗藏着杀机，如不小心，生命可能受到威胁。

有一个真实的病例：一群十一二岁的小学生，有天突然都被送到急诊室急救，一开始医生们只是看到孩子们头发都是红的，检查之后才发现孩子们都是砷重金属中毒，至于如何中毒却不得而知。后来询问跟来的老师，才知道学校附近有个砷制造厂。由于砷源源不断飘入空中，孩子们砷呼吸过多而中毒。

黄种人的头发略呈棕褐色是正常的，但是头发没有经过染色，却自然变成了红色或红褐色，可能是由于铅、砷等重金属中毒引起的。因为重金属能够使蛋白质的结构发生不可逆的改变，蛋白质的结构改变功能就会丧失，即：体内的酶就不能够催化化学反应，细胞膜表面的载体就不能运入营养物质、排出代谢废物，肌球蛋白和肌动蛋白就无法完成肌肉收缩，体内细胞就无法获得营养，排除废物，无法产生能量，细胞结构崩溃和功能丧失，人体功能也就不行了。

诱发铅、砷等重金属中毒的因素有很多，比如农药的制造及喷洒，砷的制造及生产、电子半导体的制造等相关行业生产时泄露的重金属弥散在空气之中，借由呼吸进入人体之内导致中毒；也有饮食不合理，不科学、不卫生误食食物导致食物中毒。

另外，头发在短时间内突然大量变白，而且烦躁易怒，面红口苦，则是肝病症状；黄褐色或淡黄色的头发也可能是甲状腺功能低下，或高度营养不良，这些病症可以通过食疗治疗来解决，诸如凡是深色的食物都含有色素，对头发色泽的保养有益；头发白可以多吃黑木耳。

一发现头发颜色突变，为了确保您的健康，请务必及时到医院检查治疗！

另外，在生活中要注意饮食的合理调配。国外科学家通过对头发健康的研究认为，调整饮食对头发生长有明显的促进作用。要想保持一头健康的秀发，除了需要使用一些外用保健用品之外，更重要的是要经常食用具有护发、养发、美发作用的保健食物，即滋补精血的食物。

防止头发变黄，变暗的饮食：科学家认为，过食甜食和肉类会使血液中产生过多的酸性物质，这些酸性物质是导致头发发黄、变暗的主要原因。所以，头发发黄、变暗的人在平时可以多食一些蔬菜和水果。蔬菜、水果含有较多的矿物质，能与酸结合成盐类，保持血液正常的酸碱值。

防止头发干燥、无光泽、易折断的饮食：头发中蛋氨酸、胱氨酸减少，磺丙氨酸上升，是造成头发变脆、干燥、易断的原因。所以，应多食用黄豆及豆制品、鸡蛋、瘦肉、河蚌肉、芝麻、核桃等富含蛋氨酸和胱氨酸的食物。

防止缺铁性脱发的饮食：缺铁性脱发约占脱发病人的30%。因缺铁而引起脱发者，应多吃富含铁质的食物，如动物肝脏、蛋黄、木耳、豆类、金针菜、苜蓿、芥菜、红菜苔、芹菜、苋菜、芝麻、海带等。同时还应多吃富含维生素 C 的新鲜蔬菜和水果，以利于铁的吸收。

防止头发早白的饮食：实验表明，缺乏蛋白质和高度营养不良是早生白发的病因之一。饮食中缺乏微量元素铜、钴、铁等也可导致白发。因此，在饮食上应注意多摄入含铁和铜的食物。含铁多的食物有动物肝、蛋类、黑木耳、海带、大豆、芝麻酱等。含铜多的食物有动物肝肾、虾蟹类、硬果类、杏脯干和干豆类等。此外，医学家现已确认，缺乏维生素 B_1、维生素 B_2、维生素 B_6 也是造成头发早白的一个重要原因。故应多吃含维生素 B 族的食物，如谷类、豆类、干果、动物肝肾、奶类、蛋类和绿叶蔬菜等。

含碘食物与秀发：微量元素碘可以刺激甲状腺分泌腺素。甲状腺素可使头发乌黑秀美，故应多吃富含碘的食物，如海带、紫菜、海参、蛤等海产品。

总之，为使头发秀美，必须给予充分的营养。饮食中应注意合理搭配，确实保证蛋白质和脂肪酸、铁、铜、碘、锌及各种维生素的供给。

眼睛透出人体"精、气、神"

在中医学里，眼睛是观察"神"的一个最重要的部位，眼睛是心之外使。大凡目光炯炯，顾盼流星，黑白分明，是谓有神。反之，目直视深，目暗睛迷，甚至瞳孔散大则是失神。《灵枢？大惑论》里还论述了"五轮"

学说，把眼睛分成五道环，分别对应五脏，所以眼睛又是五脏的缩影，中医认为人体的疾病皆可反映于目。黑睛属肝，黑眼仁往往提示肝病。两眦属心，目两眦异常往往提示心病。瞳神属肾，瞳神异常往往提示肾病。白睛属肺，白眼仁异常往往提示肺病。眼睑属脾，眼睑异常往往提示脾病。

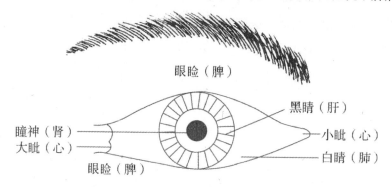

眼睑（脾）

瞳神（肾）
大眦（心）

眼睑（脾）

黑睛（肝）

小眦（心）

白睛（肺）

五脏凶兆也会显示在眼睛上。诸如出现瞑目（眼睛老想闭上）症状且伴有打鼾现象，很可能是中风前兆，中医来说，是肺经出了问题。眼睛直视、不断的摇头、大量出汗，是心经凶兆等。患者应该到相关医疗机构检查治疗。

眼皮跳，与祸福无关与健康有关

关于眼皮跳，民间有许多说法，其中最典型的说法就是"左眼跳财，右眼跳灾"，至今仍然有好多人矢志不渝的相信这种说法。那么，"眼皮跳"真的就是"左眼跳财"，"右眼跳灾"？难道眼皮跳真的能预示人事祸福兴衰？

确切地说，眼皮跳虽然不能预测人事祸福兴衰，但是确实能测人身体健康的"祸"与"福"，是预测人身体是否健康的一个信号弹。在医学上，眼皮跳分为上眼皮和下眼皮跳。很多人都有眼皮跳的经历，跳动多出现在上眼皮，有时也会在下眼皮，不为人的思维和意识所控制。眼皮跳分为生理性和心理性，前者一般很快就会过去，有时候也会持续几天；后者比较严重，呈进行性发展。

杨力谈望面养生

从医学上讲，眼皮跳的学名是"眼睑震颤"，主要是因为眼睑内一条很薄的肌肉——轮匝肌反复收缩，起因有两种，一种是因为贫血、烟酒过度，多是由于精神紧张，眼肌疲劳，睡眠不足；另外一种是因为眼病引起，比如近视、远视、散光、结膜炎、角膜炎，使得神经功能传导减弱，眼部营养不足，毛细血管与神经末梢形成触点式粘连，牵动肌肉，导致不自主跳动。毛细血管与神经末梢接触面积增大，从触点式粘连变成线状性粘连，由跳动变成抽动，就形成了面肌痉挛，病灶也在眼部。

一般来说，如果一个人经常失眠或睡眠不足、眼睛过度疲劳常会引起眼皮跳，还有的是因为眼睛得病了，如屈光不正、结膜炎、角膜炎、麦粒肿也会引起眼皮跳。我们偶尔发生眼睛跳，多半是休息不够或吃了刺激性食物和某种药物所致。这些眼睛跳，不影响健康，也与福祸无关，只要我们在平时多注意休息，注意个人的生活和卫生习惯，用一些小方法就能很快消除眼皮跳。如，在日常生活或工作、学习中，我们用眼时间不宜太长，当视力出现疲劳时，可排除杂念，全身放松，闭目静坐 5~8 分钟；或每天定时做几次闭目静养。此法有消除视力疲劳、调节情志的作用。另外，还有两种小方法可以对眼睛进行保健缓解疲劳，一是运睛，二是远眺。

运睛：早晨醒来后，先闭上眼睛，眼球从右向左，从左向右，各旋转 10 次；然后睁开眼坐定，用眼睛依次看左右，左上角、右上角、左下角、右下角，反复 5 次；晚上睡觉前，先睁目运睛，后闭目运睛各 10 次左右。此法有增强眼珠光泽和灵敏性的作用，能祛除内障外翳，纠正近视和远视。

远眺：在清晨，休息或夜间，有选择地望远山、树木、草原、蓝天、白云、明月、星空等，但又不宜长时间专注一处，否则反而有害。用眼睛眺望远处景物，可调节眼球功能，避免眼球变形而导致视力减退。

对于偶尔眼皮跳，只要通过适当的休息、心态调整，一般都能够缓解消失。但眼皮跳如果频繁的话，就应当到神经内科检查确诊，以对症使用神经镇静剂或者手术方法治疗。同时，也应当进行脑电图检查，以排除大脑局部刺激性病灶。如果是慢性结膜炎引发的眼皮跳，可以使用诺氟沙星或氧氟沙星等消炎药物治疗，如果是屈光不正导致的眼皮跳动，应当进行视力矫正缓解症状。

"熊猫眼"，慢性肾炎的警报

当我们在日常生活中见到出现黑眼圈的亲朋好友的时候，很多人就会自然而然的称他们的眼睛为"熊猫眼"，觉得这样的称呼比较形象可爱，对于为什么会有"熊猫眼"，大家都会觉得是不值一提的小事。但是"熊猫眼"有时却是慢性肾炎发出的警报。

有一个年轻小伙去看病，大约二十多岁，一进门，两只熊猫似的眼睛把医生吓一跳，小伙子说虽然他最近两星期睡眠正常，眼睛却老是有黑眼圈，常被同学笑话，无奈之下才来医院检查。医生当时就给他检查了一下，发现原来他患了慢性肾炎。从检查出来的状况看，还算是轻微的状态。因此，医生建议他先采用西医治疗，另外，再用食疗方法，多吃优质低蛋白、低磷、高维生素饮食，以及富含维生素 C 的蔬菜水果，如甜椒，油菜，菠菜，西红柿等，平时多注意运动锻炼，加强身体免疫力。后来经过一段时间的治疗病情慢慢好转，最后痊愈。

慢性肾小球肾炎，简称为慢性肾炎，指各种病因引起的不同病理类型的双侧肾小球弥漫性或局灶性炎症改变，临床起病隐匿，病程冗长，病情多发展缓慢的一组原发性肾小球疾病的总称。

慢性肾炎病因多样，病理形态不同，表现为血尿、蛋白尿、管型尿、浮肿、高血压等，轻者只有少量蛋白尿或显微镜血尿，重者可出现贫血、严重高血压，甚至发展为慢性肾衰。

治疗肾炎的方法目前很多，以下仅提供几种食疗方法：

生姜大枣粥：鲜生姜 15 克，大枣 8 枚，粳米 100 克。把生姜洗净后切碎，用大枣、粳米共同煮粥。每天早晚喝 1 次，可常年服用。适用于轻度浮种，面色萎黄的肾炎患者。

黑芝麻茯苓粥：黑芝麻 8 克，茯苓 20 克，粳米 70 克。把茯苓切碎后放入锅内煎汤，再放入黑芝麻和粳米煮成粥即可食用。每天早晚喝，连服15 天。适用于精神萎靡的肾炎患者。

双皮汤：准备葫芦壳 50 克，冬瓜皮 30 克，红枣 5 枚。把各味药放在一起后加水 500 毫升煎至 150 毫升，去渣留汁。每天一剂，喝到浮肿消退为止。适用于有浮肿的肾炎患者。

山药粥：干山药 80 克或是鲜山药 120 克，粳米 60 克。把山药洗净切成片，与粳米共同煮成粥。每天早晚餐服用。对温补脾肾，通阳利水有显著的疗效。

冬瓜砂仁汤：冬瓜 1000 克，砂仁 30 克。把冬瓜、砂仁共同炖成汤。隔天喝一剂，连服 20 天。有利尿的作用。

患有"熊猫眼"不可小视，因为不仅患有失眠、失精、肝郁、瘀血，妇科病等症的患者可能出现黑眼圈，肝硬化、患有肾炎、肾功能衰竭、呼吸衰竭，以及血液病或内分泌紊乱性疾病都会出现黑眼圈。

视网膜变化，留心高血压

经常有人会感觉自己视物不清，或者看东西有眩晕的感觉，到了医院检查后发现眼睛的视网膜出现了病变，医生却告诉说这可能是高血压惹的祸。难道视网膜变化和高血压有关？

是的，医生所说非常有道理。高血压早期眼睛可能不会受到伤害，表现正常，但是，长期的高血压容易引起动脉管腔狭窄，进而形成高血压小动脉硬化，眼底就会发生改变，比如，会出现视网膜动脉管径的改变、高血压性视网膜动脉硬化以及视网膜的内屏障受到破坏，出现视网膜水肿。

有的病人血压突然急性升高，除视网膜出血、水肿、渗出外，会出现视乳头水肿，这预示着病人得了恶性高血压病。

医学上，心血管系统是一个由心脏、动脉、毛细血管及静脉组成的封闭运输系统，由心脏的节律性收缩提供动力，推动血液在其中循环流动。正常情况下机体内有一套完整的血压调控机制，通过调节心输出量和总外周阻力来维持动脉血压的稳定，神经冲动和体液因素是完成血压调控的主要因素。当其不稳定时便出现头疼，眩晕，耳鸣，心悸气短，失眠，肢体麻木等病症。

引发高血压因素很多，首先，高血压具有明显的家族遗传性，如果父母均有高血压，其子女发病概率高达46%。大约有60%的高血压患者具有高血压家族遗传史，其次，环境因素是引起高血压较常见的原因。在引起高血压的比例上，环境因素约占60%。饮食中钠盐摄入过多、低钙、高蛋白、高脂饮食均能引起血压升高，导致高血压的发生。过量吸烟与饮酒也可以加重血压升高。此外，长期的精神紧张、激动、焦虑、噪音等因素也会引起高血压的发生，再次，年龄因素也是引起高血压的原因之一。随着年龄增加，血管弹性变差，血管阻力增加，因而血压随之升高。因此，老年人更易发生高血压，最后，肥胖与胰岛素抵抗也会引起高血压。目前认为体重指数大于24为肥胖。流行病学调查表明血压常随体重指数的增大而升高，向心性肥胖者常伴有血压升高。肥胖病人常伴有胰岛素功能障碍，二者常使血胰岛素增高，从而促进高血压的发生和发展。

高血压茶疗法

茶叶中的茶多酚、维生素 C 和维生素 P 等都是防治高血压的有效成分。可以预防高血压的茶叶有：普洱茶，罗布麻茶，红茶等；另外还可以自己动手制作一些中草药茶饮，更有降血压的功效。

玉米须茶：每次取 25 克玉米须可冲泡两三杯，用开水冲泡，瓷杯最好，盖上盖子焖一会温热饮用，此茶不仅有很好的降血压功效，而且也具有止泻、止血、利尿和养胃之疗效。更是高血压兼有肾炎浮肿患者的最佳对症茶饮。

天麻茶：将干天麻切片，每次取 10 克左右泡茶饮，能降血压，延缓血管硬化，天麻中的有效成分还有抗氧化作用，能延缓衰老，此茶对年老体弱，头晕目眩的高血压患者尤为适合。当然，如果用天麻配羊脑或猪脑炖服，则具有祛风开窍、通脉活血、镇静、滋补等功效。适用于治疗肝虚型高血压、动脉硬化、美尼尔综合征、神经衰弱、头晕眼花及脑血管意外导致半身不遂等症。

决明子茶：中药决明子具有降血压、降血脂、清肝明目等功效。经常饮用决明子茶有治疗高血压之特效。每天数次用15～20克决明子泡水代茶饮用，不啻为治疗高血压、头晕目眩、视物不清之妙品。但决明子药性寒凉，有泄泻和降血压的作用，就不适合脾胃虚寒、脾虚泄泻及低血压等患者服用。

山楂茶：山楂能显著降低血清胆固醇及甘油三酯，有效防治动脉粥样硬化；山楂还能通过增强心肌收缩力、增加心输出量、扩张冠状动脉血管、增加冠脉血流量、降低心肌耗氧量等起到强心和预防心绞痛的作用。每日用鲜山楂果3～5枚或干山楂10克开水冲泡茶饮数次，能起到助消化、扩张血管、降低血糖、降低血压的功效。当然，山楂助消化只是促进消化液分泌，并不是通过健脾胃的功能来消化食物的，所以平素脾胃虚弱者不宜食用；降血脂的功效特别显著，所以，血脂过低的人多食山楂会影响健康。

菊花山楂决明子饮：取菊花5克，干山楂15克或鲜果三颗，决明子10克，放入烧开的水中煮5分钟或直接开水冲泡，当茶饮用，可冲泡数次。有清热泻火、凉肝明目、降血压的功效。

耳朵上"躺着"一个人

耳郭外面有皮肤包裹，内郭由形状复杂的弹性软骨作为支架，并附以韧带、脂肪、结缔组织、肌肉等构成。耳郭皮下分布着丰富的神经、血管与淋巴管。中医认为耳朵是人体一个重要的信息反射区，耳朵上映射了从头到脚、从里到外的整个人体，从耳朵的外观可以判断出身体的一些疾病。所以耳朵虽然只是人体的一小部分，仅占人体总面积的1%，却可以反映全身内脏的状态。中医称"小耳朵，大内脏"。

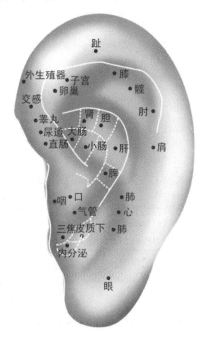

耳朵虽小却关系到五脏六腑

《黄帝内经》中说，"耳者，宗脉之所聚之地"。耳朵与全身经络及五脏六腑都有着密切的联系，别看耳朵小，它的健康不仅关乎你的听力，还关乎身体其他脏器的健康。在中医的理论中，耳朵就像一个在子宫中倒立的婴儿胚胎，其穴位分布甚至多过足部穴位。只要你注意保护你的耳朵，每天按摩你的耳朵，你可以提高身体的免疫力，达到通经活络，调理脏腑，达到防病、治病、美容、耳聪目明的作用。

做耳部保健操的方法如下：

提耳尖：用食指和拇指各捏住一个耳尖，然后往上提。

牵耳轮：以拇指、食指沿外耳轮上下、来回摩擦至耳轮发热为度，每天搓耳轮3～5分钟，可以预防治疗感冒，同时可以调整肺胃功能，提高免疫功能。

摩对耳轮：以拇指、食指沿对耳轮上下、来回摩擦至对耳轮发热为度。可防治颈、腰腿痛，治疗甲状腺、乳腺疾病。

拉耳垂：用食指和拇指分别捏住双耳垂，先轻轻地捏揉，然后向下拉。可以健脑，辅助治疗头痛、头昏、健忘、小儿发热；预防感冒；明目、聪耳、美容作用。

压耳屏：用拇指压耳屏将外耳道盖住后，迅速放开，反复3~5次，有加强听力作用。

捏耳郭：手掌心放在耳朵上，然后顺时针和逆时针各揉30次。以此为一轮，每天起床后和睡前各揉三轮。

按耳窝：用食指分别按压左右外耳道开口边的凹陷处。

推耳根：用食指和中指分别沿着左右耳根的下部向上耳根推，然后再由耳根的上部向下推。

刮全耳：用双手掌由耳后向前刮，紧接着由耳前向后刮。

每个部位按摩二三十次，有空就可以做做。前前后后，做完耳部按摩也就10分钟左右。怎么样，大家现在是不是感到双耳发烫、面部发热，浑身暖融融的？如果是这样，那就对了；如果不是，那是因为力道小了点儿（但也不能用力过大），可以再做一遍。按摩时，动作最好有规律，就像战士们跑步时喊着"一、三、三、四"一样有节奏感。此外，如果是冬天，可以先将双手搓热，然后再按摩。在环境许可的情况下，也可先用热毛巾捂热双耳和双手，再按摩效果更好。

按摩耳朵为什么能开窍、长寿呢？这是因为人身上的器官在耳朵上都有体现。如果大家按照我说的这套耳部保健操把耳朵按摩一遍，就等于把四肢和五脏六腑都给调整了一遍。

看耳朵外表辨疾病

耳朵色淡白：多见于风寒感冒，也见于阳气不足的人；

199

耳朵红肿：多是"上火"的表现，常见于肝胆火旺或湿热；

耳垂上有一条明显斜线纹：说明心气虚；耳鸣和耳聋则都说明肾气虚弱。

耳朵局部有结节状或条索状隆起、点状凹陷，而且没有光泽的人：多提示有慢性器质性疾病，如肝硬化、肿瘤等。

耳朵局部血管过于充盈、扩张，可见到圆圈状、条段样等改变的：常见于有心肺功能异常的人，如冠心病、哮喘等。

看耳朵形状辨体质

耳朵厚而大：人耳朵较大，柔软，肉多骨少，耳垂饱满，表明这个人先天的营养状况很好，是肾气充足的表现；

耳朵薄而小：耳朵偏小，僵硬，肉少骨多，耳垂薄，代表这人的体质属于先天不足，多为肾气亏虚。

耳垂出现斜线纹预示心血管疾病

心脏是人类身体上重要的器官之一，一旦人的心脏有问题的话，会使人的各个器官都受到损害。有的人年老后，在耳垂处从耳朵口向外下方有一条斜行皱纹，可别小看这小小的皱纹，它可能意味着动脉硬化、心脏缺血。

耳垂处小小的皱纹同动脉异常是有关联的，耳垂是耳朵上由脂肪与结缔组织构成，没有软骨，耳朵上唯一肉多的部位。当动脉出现硬化时，耳朵同其他组织一样，得到的血液较少，耳垂是耳朵上对这种缺血现象感觉最敏感的部分，因而在耳垂上出现了细小的皱褶说明心气虚，心脏功能已开始减弱，心肌缺血。如果进一步发展下去，细小的皱褶就变成了一条深深的斜纹，出现了这条斜纹，你肯定会经常感到胸闷、不适，到这时候请及时检查您的心血管系统是否出了问题。

我们要养成科学的饮食习惯，在饮食上要限制高胆固醇食物的过多摄入，如动物的脂肪、大脑、内脏和软体类，贝壳类的动物；饮食结构也要进行合理的调配，理想的饮食比例为：蛋白质占15%，脂肪20%，碳水化合物占65%。多食含锌、铁、钙丰富的食物，有助于扩张微血管，改善血液供应。下面这些食物对降血脂保持心脏健康有一定的好处，大家可以多食：

1. 玉米

玉米含有丰富的钙、磷和卵磷脂、维生素E等元素，具有降低血清胆固醇的作用。

2. 胡萝卜

胡萝卜富含果胶酸钙，果胶酸钙和胆汁酸在体内发生化学反应后会排出体外。身体要产生胆汁酸势必会结合血液中的胆固醇，从而促使血液中胆固醇的水平降低。

3. 大蒜

大蒜能减少肝脏合成胆固醇。每天只需吃2~4瓣的大蒜，便可有效地降低有害的胆固醇含量，使有益的胆固醇升高，从而减少心脏病的发病率。

4. 橘子

橘子中含有丰富的维生素C，多吃橘子可以提高肝脏的解毒能力，加速胆固醇的转化，降低血清胆固醇和血脂的含量。

5. 苹果

苹果富含果胶、纤维素和维生素C，有非常好的降脂作用。

6. 牛奶

牛奶中含有较多的钙质，能抑制人体内胆固醇合成酶的活性度，也可降低人体对胆固醇的吸收能力。

7. 杏仁

体内胆固醇的水平正常或稍高的人，可以用杏仁来代替饮食中的低营养食物，达到降低血液中胆固醇水平并保持心脏健康的目的。

8. 海带

海带中含有丰富的牛黄酸，可降低血压及胆汁中的胆固醇含量，还含有食物纤维褐藻酸，能抑制身体对胆固醇的吸收，促进排泄。

另外，喝茶也是降脂的最好方法之一，可准备菊花 10 克、绿茶 2 克、山楂片 25 克，这些都是常见的食材，很容易找到，放在一起加水 500 毫升后煮沸，每天喝三次，可有效地降低血脂的浓度。决明子、荷叶，也可泡水做茶饮。

耳郭上有触痛的小结节，可能是痛风的征兆；耳郭有片状白色或暗灰色，或有隆起、结节、压痛，提示相应部位可能有肿痛。以拇指、食指揉捏耳屏，使它有胀痛感，可防头痛、头晕、失眠等脑血管、脑神经病症。

肾虚常会出现耳鸣的症状

中医认为，肾开窍于耳，临床发现有病人在使用某些抗生素后会造成肾脏功能损坏，同时耳朵功能也会损坏，这就为肾开窍于耳提供了证据。我国明代医籍《景岳全书》早就指出"肾气充足，则耳目聪明，若多劳伤血气，精脱肾惫，必致聋聩。故人于中年之后，每多耳鸣，如风雨，如蝉鸣，如潮声者，是皆阴衰肾亏而然。"

一位高中老师在四十多岁时开始有耳鸣的症状，特别在夜晚睡觉的时候总是鸣得厉害，无法集中精神，没办法看书，什么事情也干不好，到医院检查后也没有什么器质性病变，后来找了一位中医，诊断为肾虚。

耳鸣是肾虚的一种常见症状，是肾虚对精神造成影响带来的附加症状。耳鸣的同时，患者会渐渐出现记忆力和注意力的下降，精力不足，工作效率降低。同时会出现腰酸背痛，汗多，尿多，情绪不佳，情绪常难以自控，头晕，易怒，烦躁，焦虑，抑郁等。老年人出现肾阴虚就容易脱发或头发白的比较早，耳鸣，耳背，牙齿松动，眼花的比较早一些。

生活无节制很会造成肾虚耳鸣，包括吸烟、饮酒、作息没有一定的规律，过度劳累，精神紧张，均会损伤肾脏致使肾虚。不良习惯，如过度手淫，性生活过频，可直接损伤人体的肾精，造成肾虚耳鸣。环境污染、空气污染、食品污染、核磁辐射、噪音等也是造成肾虚耳鸣的重要外因。使许多毒素淤积在人体内，威胁健康。例如食品污染，食品中的激素样物质、填充剂过多，人们食用后相当于口服了激素，致使人体肾上腺不分泌激素或分泌的少了，时间长了，导致肾虚耳鸣，肾上腺这个器官废用，甚至萎缩，导致人出现性功能下降、早泄、生殖器短小等。

如果出现了耳鸣的症状，肾虚，当然要补肾，除了饮食调理或药膳滋补外，最主要也最常用的方法是用补肾中成药。服药关键是掌握其适应证，细辨证候才有针对性。

肾阴不足，要补益肾阴，常用六味地黄丸；但如果症状未变，且舌苔黄腻，则不再适用六味地黄丸，而应改服知柏地黄丸。

肾虚兼有两眼昏花、视物不明或眼睛干涩，则应服杞菊地黄丸。

肾虚耳鸣患者还可以吃蛤士膜，黑木耳，黑芝麻，小核桃、韭菜，虾米等进行食补，生活要有节制，适当调整工作节奏，放松情绪，转移对耳鸣的注意力，控制肾虚耳鸣的恶化。

用按摩缓解耳鸣的方法：

击天鼓：两手掌心对搓至热，捂住耳朵，十指放在脑后，用食指叠放在中指上，敲击枕骨下方，使耳内能听到咚咚的声音。中医学认为，肾开窍于耳，肾气足则听觉灵敏；耳通于脑，脑为髓之海，髓海赖肾的精气化生和濡养，肾虚则髓海不足，易致头晕、耳鸣。练习时的掩耳和叩击可对耳产生刺激，因此，该练习可以达到调补肾元、强本固肾之效，对头晕、健忘、耳鸣等肾虚症状均有一定的预防和康复作用。

捏耳郭：用食指和大拇指，先从上至下按捏耳郭二十五次，然后从下至上按捏二十五次，这样反正按捏至双耳有发热感。经常按摩耳郭，可以调节各种机能，提高免疫能力，有益于抗病健身，还可以促进耳部血液循环，对缓解老年性耳鸣、耳聋有一定作用。

揉听会穴：用食指或大拇指轻柔听会穴（此穴位在耳垂前，当我们张大嘴巴，耳边所出现的凹陷处）五分钟。此穴对于高血压病人肝火上炎或耳内有炎症所致的耳鸣、耳痛有特效。另外，按摩耳朵上的听宫穴对耳鸣也有很好的效果。

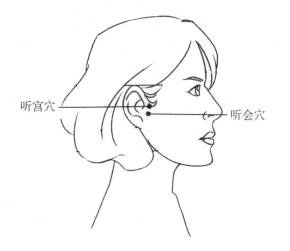

听宫穴

听会穴

按摩听会穴对于高血压病人肝火上炎或耳内有炎症所致的耳鸣、耳痛有特效

按摩听会穴对于高血压病人肝火上炎或耳内有炎症所致的耳鸣、耳痛有特效

突然耳鸣伴剧痛提示有心血管病

虽说耳鸣是肾虚的一种表现，但也并非全都如此，有时还会出现一些其他的问题。有一位大妈在半夜里被耳朵疼醒了，当时也没在意，因为以前也有过偶尔耳鸣的现象，不过都很快就消失了，然后就继续睡，早上醒来的时候发现耳朵还是在响，还伴有一点疼痛，以为是睡觉的时候右耳一直压着枕头，谁知它就一直这样响着，嗡嗡的，声音不大，但是很尖，虽然影响不是很大，但耳边一直有个声音响，烦的很，疼痛也让她感觉不舒服。这位大妈在儿女的陪伴下到了医院，却检查出是心血管疾病，幸亏去医院及时才得到了有效治疗。

一般来说，如果耳鸣伴有疼痛，这就与平时因为肾虚而致的耳鸣不一样了，这种耳鸣可能与脑供血不足有关，而脑供血不足的常见原因是脑动脉硬化，与高血脂有直接的关系。因为耳与心血管系统存在着生理联系，耳与心血管在大脑和脊髓及其通路上的神经分布有许多共同点，吸烟及高血压、高血脂等对耳蜗的影响比对心血管的影响大。在心血管致病因素的影响下，往往会使耳蜗早于心肌出现病情改变，并损害耳蜗功能，引起耳鸣。当动脉硬化或出现使血液黏稠度增高时，很容易使血管内皮细胞损伤、增生，血小板聚集，脂质及胆固醇沉积，容易造成血管腔狭窄或血流减慢，甚至造成血管闭塞，从而导致听神经的损害，使其功能下降或丧失，这样就可出现非耳源性耳鸣症状。

一个原来没有耳鸣症状的中老年人，在近期内突发耳鸣，还伴有疼痛，往往是罹患冠心病或其他心血管病的预兆。

因此，如果突然发生耳鸣等症状时，经久未愈或渐渐加重，应该引起足够重视，及时去医院检查确诊治疗。关键是要及时检查血脂、血压及心电图，作心血管系统检查，明确是否患有隐性心脏疾病，以免延误诊断和治疗。

患者平时一定要戒烟、少喝酒，避免食用刺激性食物，例如：咖啡、浓茶、辣椒等。避免长期曝露于过度喧闹及嘈杂的环境中。避免过度疲劳及熬夜，要充分地睡眠及休息。多吃核桃、黑木耳、芝麻等。保持愉快的心情，避免太大的压力。

鼻为面王，感知疾病更强

中医上讲，鼻子即明堂，位于人体面部的中心，中国文化是特别强调"中"的，所以古人认为鼻子很重要，称之为"面王"。《灵枢?五色》篇写到："五色决于明堂，明堂者，鼻也。"说明面色可以取决于明堂。通俗地看，鼻子对一个人容貌的美丑也确实至关重要。

中医学认为鼻子对应的脏腑是脾土，鼻及其四周，是五脏外相之缩影。根据中医"内外合一"，"中以候中"的原理，鼻部位于面部正中，集中了五脏的精气，其根部主心肺，四周候六腑，下部应生殖。因此，五脏的信息皆可集中于鼻，因此鼻又号称是"人体镜中之镜"。鼻除能预报疾病外，还主寿夭。如明代陆位所说："十二官皆在于鼻，主寿之是非也。"

除此之外，鼻的形态对人体的气质有一定的关系，状似虎鼻者多勇，龙鼻为福相，鼻若悬胆，班超英才。鹰嘴鼻为人阴险，猴鼻善疑，牛鼻宽容，鼻头尖细者善于出奸计。

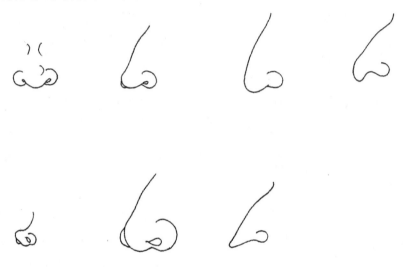

鼻出血与五脏热盛有关

中医认为，鼻出血与肺、胃、肝、肾、脾关系较密切。在《灵枢·百病始生篇》中就提到："阳络伤则血外溢，血外溢则衄血。"而鼻出血也是各种原因引起鼻部阳络损伤的结果。

1. 肺经热盛：外感风热或燥热之邪，首先犯肺，邪热循经，上壅鼻窍，热伤脉络，血液妄行，溢于鼻中，导致鼻出血。

2. 胃热炽盛：胃经素有积热，或因暴饮烈酒，过食辛燥，以致胃热炽盛，火热内燔，循经上炎，损伤鼻中阳络，血随热涌，妄行于脉外，导致鼻出血。

3. 肝火上逆：情志不遂，肝气郁结，久郁化火，或暴怒伤肝，肝火上逆，血随火动，蒸迫鼻窍，脉络受损，血液外溢，导致鼻出血。

4. 肝肾阴虚：房劳过度，耗伤肾精，或久病伤阴，肝肾不足，水不涵木，肝不藏血，虚火上炎，血液升腾，溢于清窍，导致鼻出血。

5. 脾不统血：久病不愈，忧思劳倦，饮食不节，损伤脾气，脾气虚弱，统血失司，气不摄血，血不循经，脱离脉道，渗溢于鼻，导致鼻出血。

大家在面对经常困扰自己的鼻出血问题时，要找出五脏六腑的内在的原因，对症治疗。

鼻子颜色预示身体健康

中医认为，鼻头微黑有水气，提示有肾脏的问题；鼻头色暗是脾虚或早衰的征兆，中医学望诊最重要的就是看有没有光泽，鼻子色暗就是失去光泽，像镜子上蒙了一层灰，这是整体生机活力下降的表现。鼻丰润、丰隆、色鲜黄明，主脾气充盈，预示长寿。如明代陆位所说："鼻梁柱端直，印常平阔，山根连印，年寿高隆，准圆库起，形若悬胆，齐如截筒，色鲜黄明。"多病者则与此相反。

鼻子频繁出血，当心鼻咽癌

每年冬天，因鼻子出血到医院耳鼻喉科就诊的患者明显增加，这跟冬天干燥寒冷的气候有关。不过，如果在平时也出现频繁出血，或出血量较多的问题，就是鼻子向你发出预警信号了，建议到医院的专业科室进行相关检查。

曾经有一位女士老是间断性鼻出血，但因为没有其他症状，她一直没在意。不久前，这位女士突然发现颈部出现了一个肿块，听力也有所下降，最后去医院进行检查，被诊断为鼻咽癌，接受了手术。相对来说，鼻咽癌是最容易治也最好治的一种恶性肿瘤，但前提是治疗要及时。如果早上第一口吸入性分泌物，也就是吸鼻后再吐出来的痰中带血，这种在医学上被称为"回吸涕带血"，就要警惕了。这是鼻咽癌最早期的信号。此时建议到医院专科进行必要检查，防止误诊漏诊。此外，鼻咽癌还有颈部出现无痛性肿块、听力下降或中耳炎、长期鼻塞等症状，出血已经是后期的症状了。

鼻咽癌在头颈部的恶性肿瘤中，发病率占首位，并且早期很容易误诊。因为，鼻咽位置隐蔽，早期缺乏特异症状，而鼻咽内丰富的淋巴管又为癌细胞转移提供了便利条件。但并不是说有"回吸涕带血"就是鼻咽癌，区别癌变的"回吸涕带血"其实很简单：因鼻腔或鼻咽部干燥引起的出血，往往出血时间不长，而鼻咽癌的出血是反复持续的，还有加重的表现，同时伴有耳鸣、听力减退、耳堵等症状。此时，只要到医院做个鼻咽镜检查，就可一目了然地做出判断。

中医认为，鼻咽癌是由于脏腑功能失调，正虚于内，受七情六淫所伤，邪毒乘虚侵袭，致肺热内盛，或肝胆热毒，或痰火互结，最终痰热瘀毒等集结于鼻窍，堵塞经络，日久而成鼻咽癌肿。初步研究表明，鼻咽癌的发病有年轻化的趋势，从原来 40~60 岁的高发年龄降低到 30 岁左右的年轻人，男性女性都有。另外，在鼻咽癌家族中气虚型体质的人更容易发病，表现为疲倦乏力，面色苍白等。一旦发生鼻子出血，千万不要着急。我们常说人急得"脸红脖子粗"，着急的时候血管会扩张，出血就更厉害了。

首先镇静，立即用拇指及食指将两侧鼻翼向鼻中隔捏紧后压迫止血。

其次，头向前倾，面向下张口呼吸，或躺下头垫高。决不要将头昂起，这样会使血咽下肚去，太多了吐出来，反会误为呕血。

第三，用冷水浸湿毛巾敷在鼻根部，使血管遇冷收缩止血。

第四，用消毒棉花、纱布或卫生纸堵塞出血部位，压迫破裂血管止血。如堵塞后出血仍然不止，或血经咽从嘴里出来，应该立即去医院鼻科急诊，不可怠慢。

鼻子经常出血的人要少喝酒，少吃辛辣的食物，少吃一切可能生热的食物。相反，可以多吃一些如苦瓜、绿豆汤、西瓜、冷饮等清热降火的食物。还可选用以下中药食疗方，以促进痊愈和巩固疗效：

生地茅根饮：鲜生地、鲜白茅根各30克，再适当加一些甘草，用来泡水喝，连用一星期，可以达到清热凉血、止血的目的。

鲫鱼石膏煲豆腐：活鲫鱼1条约200克，豆腐150克，生石膏15克，将鱼宰好洗净后，与豆腐、石膏同放入锅内，加水适量煲1小时，以盐调味即可食用，能起到清肺热、降胃火、止鼻血的功效。

鲜藕汁饮：鲜藕300克洗净，磨烂挤汁约50～100毫升，每次50毫升，放在锅中煮开后加一匙蜂蜜或白糖服用。藕清凉止血，可用在改善流鼻血、便血、血崩等症状上。

在日常生活中，大家可以经常摩擦鼻翼对鼻子进行保健。

历代医学者都很重视擦鼻翼对人体健康的影响，《养生书》中说："常以手中指于鼻梁两边，揩二三十遍，令表里俱热，所谓灌溉中岳，以润于肺也。"实践也证明擦鼻部可以促进鼻黏膜的血液循环，有利于鼻内黏液的分泌，并能促进黏膜上皮细胞的纤毛摆动，将混在鼻分泌物中的灰尘、细菌等从咽部排出。

长期摩擦鼻翼，还可增加鼻黏膜的抗病能力，能有效的预防感冒和鼻炎的发生，还能使鼻腔湿润，黏膜红润，维持正常温度，从而减少冷空气对肺脏的刺激，减少咳嗽，增加耐寒能力。同时又能保护和增加鼻形的美观。

鼻子太硬常是动脉硬化的征象

有一个72岁的任老先生一直以来都比较健康，每天都坚持锻炼身体，可是怎么也想不到，最近一段时间摸到鼻子的时候，发现鼻子好像比以前硬了，偶尔也会头痛头晕失眠，但老人对自己的病情并不十分了解，他自己觉得身体没有任何不适。前几天，任老先生才发现注意力不集中，记忆力减退，不光鼻子硬邦邦的了，思维能力缓慢，活动能力也下降了。医生检查后提醒任老先生，他的心脏脂肪累积太多，胆固醇太高，是动脉硬化的征象。

动脉硬化是动脉的一种非炎症性病变，可使动脉管壁增厚，变硬，失去弹性，管腔狭小，鼻子表面的皮肤比较紧，如果皮下血管失去弹性变硬，则很容易摸出来。这种病多见于老年人，大多数在40岁以上（女性多在经期以后）。但壮年甚至青年人亦可患病。男性较女性多，且病情重。城市居民、从事紧张脑力劳动者、肥胖、嗜烟、高血压、糖尿病及高脂血症患者易得此病。这种动脉硬化的原因主要是高血压、高脂血症、抽烟三大危险因子引起的，动脉硬化的并发症非常多，是心脑血管疾病最重要的病因。另外，如果鼻子有红肿的变化，除了因酒糟鼻的原因外，也应及时到医院检查一下，看看是不是心脏出了问题。

治疗一般多采用中、西医结合的方法，可服用深海鱼油配卵磷脂，降低血脂，软化血管，改善血液循环等。药物治疗的同时，在日常生活中，也应改变饮食和工作生活习惯，避免高脂饮食，少吃胆固醇含量高的食品，多吃粗粮，杂粮，豆类，蔬菜，水果。坚持适量的体力活动，要循序渐进，不宜勉强作剧烈运动。保持心情愉快，释放压抑或紧张情绪，避免刺激交感神经兴奋，交感神经兴奋易致心跳快速，血管收缩，血压上升，血流减少。养成良好的生活习惯，禁止吸烟并防被动吸烟。

鼻子呼气恶臭是萎缩性鼻炎的警示

有的人有口臭，以为是自己的牙齿或口腔出了问题，可是不管是一天刷几次牙或者喷多少次口腔清理液，用处都不大，为此而苦恼不堪。如果出现这种问题，就要考虑是不是萎缩性鼻炎造成的了。

萎缩性鼻炎是一种发展缓慢，以鼻黏膜，骨膜及鼻甲萎缩，嗅觉消失，鼻腔内有结痂形成为特征的鼻病。本病可分为原发性和继发性两种，原发性病因不明，可能与遗传因素，营养不良，代谢紊乱，内分泌失调等有关；继发性多由局部因素或多次鼻腔手术所引起。当鼻内出现炎症时，鼻腔内可以分泌大量的鼻涕，并可以因感染而变成黄色，流经咽喉时可以引起咳嗽，鼻黏膜丧失其正常的生理功能，且因鼻内干痂形成，患者仍感通气不畅。当有细菌感染时，脓痂蛋白质不败分解，其毒素及排泄物等产生恶臭气味，当呼吸时便会出现难闻的味道。

治疗原则为清洁鼻腔、排除脓痂，湿润黏膜，禁用血管收缩剂，并加强全身治疗。宜采用全身和局部综合疗法，症状可得到改善。用生理盐水冲洗鼻腔以除去痂皮，滴入液状石蜡，复方薄荷油，复方鱼肝油合剂等可以润滑黏膜，促进血液循环，可减轻症状。口服或肌肉注射维生素A，以保护黏膜上皮，促进组织细胞代谢机能，增强对感染的抵抗力。还可以考虑手术，目的在于使鼻腔缩小，减少空气吸入量，以降低水分蒸发，减少脓痂形成，并可刺激鼻黏膜使其分泌增加，改善症状。平常要加强全身的营养，增强抵抗力。

清洁鼻腔有两种方法，一是用冷水清洗，二是用盐水清洗。

1. **冷水清洗的方法为**：每天早晚用冷水（冬天天冷时可用温水）洗脸，洗脸时浇水洗鼻，边洗边用鼻向外哼气，每次洗 3~5 下即可。每天三餐饭后漱口后也可洗一次鼻。

用冷水洗鼻时，不仅可以清除藏匿的污垢和病菌，同时鼻孔内经常接受冷水刺激，也能增强鼻孔及整个上呼吸道对外界寒冷空气的适应性。无形中构筑了一道抵御冷空气侵袭的屏障，有利于预防伤风感冒。另外，冷水洗鼻时，鼻腔内的黏膜、肌肉会发生收缩—扩张—收缩的过程，中医讲鼻通七窍，因此，冷水洗鼻有明目、聪耳、固齿、醒脑、增强肌体免疫力的功效，是一种简易而又行之有效的健身方法。

2. **盐水清洗的方法为**：医用 0.9% 的生理盐水或自配盐水（1000 毫升凉开水中加入 0.9 克盐）。用棉签蘸盐水轻轻地清洗鼻腔，一天 3 次。生理盐水的浓度一定配好，必须是 0.9%，不可过高或过低，因为只有这样的浓度才可维护鼻腔渗透压和鼻腔功能，否则无效或影响鼻腔功能。清洗时注意要将棉签浸透，用力不要太大，谨防损伤鼻黏膜。使用盐水冲洗鼻腔，可以让鼻腔一直保持干净、湿润的正常生理状态，保护鼻腔不受侵

211

害，并且对于过敏性鼻炎、哮喘，以及其他鼻炎引起鼻腔充血导致鼻塞等症状有非常好的效果。

唇齿相依，脾胃虚弱一看便知

中医认为"肾主骨，齿为骨之余"，所以牙齿能显示出肾脏的健康与否，对于牙齿对身体疾病的预报，古人早就有了较为详尽的研究。例如清代大医学家叶天士十分重视齿龈对疾病的预报意义，他在《温热经纬》中说"若齿垢如灰糕样者，胃气无权。齿焦无垢者死，齿焦有垢者肾热胃劫也，当微下之，或玉女煎，清胃救肾也可"。牙齿是预报津液存亡的指示器，温病学中"察舌辨齿"具有很重要的意义。因此，保护牙齿是养生的重要内容，大家不可大意。

嘴唇颜色发白，提示气血不足或是肺气虚；嘴唇颜色紫暗，表明心肺有疾病；嘴唇色泽鲜红，为身体内有实热。嘴唇显示身体状况，大家不可小视。嘴唇的颜色发青，预示着肠胃有寒气；嘴唇萎薄且发黄，脾气不足的信号弹

牙龈硬结，不痛不痒，日久流脓发臭，下颌淋巴结肿大，要考虑牙龈癌；

牙龈萎缩，伴牙齿松动，咀嚼无力，食少乏多，脉沉无力，苔白，多属脾肾气虚。

嘴唇萎薄且发黄，脾气不足的信号弹

嘴应该是我们每天用到最多的身体部位了，我们每天吃饭，交际处世，几乎都会直接或者间接用到它。在现实生活中，我们常常会发现有的人唇红齿白，很好看，有的人的嘴唇却发黄萎薄，这是什么原因呢？

其实，嘴唇萎薄且发黄的病原跟脾气有着千丝万缕的关系。医书《素

问·五脏生成论》说："脾之合肉也，其荣唇也""脾开窍在口，其华在唇"，可见，嘴唇可以反映内在脏腑的变化，它所携带的信息也能反映人体的健康情况。

《素问·痿论》说："脾主身之肌肉"，《素问·集注·五脏生成篇》说："脾主运化水谷之精以生养肌肉，故主肉"，《脾胃论·脾胃胜衰论》说："脾胃俱旺，则能食而肥；脾胃俱虚，则不能食而瘦"，意思是说脾胃之气，化生气血，充养九窍、五脏六腑，也充养四肢、肌肉、口唇。一旦脾气不足，身体便会出现症状，出现诸如嘴唇发黄等现象。

造成脾气不足的原因很多，但是脾虚的形成一般都跟饮食失调、劳逸失度，或久病体虚紧密相关，由于脾有运化食物中的营养物质和输布水液以及统摄血液等作用。脾虚会导致运化失常，并可出现营养障碍，水液失于布散而生湿酿痰，或发生失血等症。

目前治疗脾气虚的方法不计其数，饮食是一种便捷实用的方法，大枣、山药、扁豆、人参、党参、白术、炙甘草、黄精等都具有补脾气的功效，大家可以根据自己的情况选择这些食物食用。下面推荐几款家庭实用的补脾粥膳：

芡实粥：取糯米、芡实各 50 克，山药 30 克。煮粥如常法，但以煮得较烂为宜，粥成加白糖少许即可。晨起空腹食一小碗，使脾肾双补而泻止。

山药粥：羊肉 250 ~ 500 克，山药 50 克，粳米 100 ~ 150 克。羊肉去脂膜，切细，煮成汤，入山药、粳米煮粥。本方有温补脾肾之功，用于脾肾阳虚者。

茯苓红枣粥：取白茯苓 30 克，红枣 10 枚，薏苡仁 50 克，粳米 50 克，冰糖适量。将红枣对切两半。将白茯苓、薏苡仁、粳米洗净，与红枣同时放入锅中，加入适量清水，用大火煮沸后，改用小火煮 20 分钟。熄火，根据口味放入两三块冰糖，搅拌一下，待冰糖溶化即可食用。本方有补益脾胃、养血补气、清热除湿的功效，每天服食一次，至少要持续三个月。

莲子粥：莲子、白扁豆、薏仁米各50克，糯米100克共煮粥食。本方不仅能补脾气，还能预防心血管疾病，益肺止咳，延年益寿。

半夏山药粥：准备鲜山药50克，半夏15克，陈皮5克，粳米50克。将山药洗净去皮，切成丁块。半夏、陈皮放入砂锅中，加500毫升清水，用大火煮沸，再用小火煮半个小时，过滤后取汁液。然后再加水煎煮，取汁，将两次所取汁液合并。把洗净的粳米和山药放入汁液中煮成粥即可。本方有健脾和胃、祛湿消暑的功效。对于肥胖的夏季常出现脾胃虚弱的现象有很好的效果。

另外，养脾还需要关注一个特殊的季节——夏季。

四季都要养脾胃，而一年中又有一个特殊的时期，是最需要养脾的时间，那就是中医所说的长夏。每一年的农历六月是长夏。这个月特别湿热，湿气困脾，人没有胃口。前面说过，脾属阴土，喜燥恶湿，湿热的气候对脾是很不利的。除了环境的湿气，人们在夏天多食冷饮和瓜果，而生冷食品易伤脾胃造成"脾失健运"。此外，有很多人容易"苦夏"，表现为不思饮食、乏力，而通过健脾益气则能达到开胃增食、精神振作的效果。因此，夏天养脾很重要。

平时大家在晚上吃完饭的时候，可以躺在床上，以肚脐为中心，按顺时针方向用手掌摩擦腹部约30次，每天按摩两三次，可以调顺脾胃、畅通经络，促进气血的化生，提升脾气。

嘴唇的颜色发青，预示着肠胃有寒气

寒冬初春时节，北风呼啸，天寒地冻，是人体藏精气之时，也是各种各样病魔无所忌惮肆虐的时节，是疾病的高发期。在这一阶段，我们是不是会遇见这样一种状况：有些人虽然穿着保暖衣服，厚外套，把自己裹得严严实实，可是嘴唇还是发青，身体还在颤抖，觉得冰凉没有暖意。面对这种现象，有些人，尤其是年轻人，觉得没有什么，只不过天冷罢了，过段时间就好了，就不把它放在心上，任其自然。

其实，嘴唇的颜色发青，揭示着胃部出现胃寒的病症，这里面是有些医学原理的。明代李梴《医学入门·脏腑条分》中说："胃号太仓，俗呼为肚，上透咽门，而受其所吞，曲接小肠，而传其所腐，容三斗五升，而留亦如之。"意思是说胃主受纳腐熟水谷的功能，胃和脾的运化功能相配合，才能使水谷化为精微，以化生气血津液，供养全身，维持机体的生命活动。一旦运动功能失常便引发脘腹疼痛，得温痛减，呕吐清涎，口淡喜热饮，食不化，舌淡苔白滑，脉沉迟等病症。

由于胃主通降，喜润恶燥，因此胃寒一般都是与饮食习惯密切相关，如饮食不节，嗜食生冷等。经常冷热食物一起吃，吃饭无规律，再加上如今生活节奏快，导致精神紧张，饮食不规律，最终造成胃寒。

胃寒病情轻微的话，不用太过紧张，只要注意饮食，调整好心态，并可参考采取以下一些方法。简单便捷的有：喝些蜂蜜，煎服香花菜水，姜捣汁并加开水服用，也可煮些高良姜粥吃，此粥温中散寒，可以治胃寒作痛或寒霍乱、吐泻交作、腹中疼痛等病症。具体做法：高良姜15克，粳米50克，先煎高良姜，去渣取汁，后下米煮粥，煮熟后空腹食用。倘若病情较重可以到相关医院去检查，以保健康。

牙龈红肿疼痛，清胃火就能好

你知道吗？平时牙龈红肿疼痛，不是牙齿有了问题，而是胃在发"火"。中医认为，齿为肾液所濡，龈为胃津滋养，故齿龈的荣枯能反映胃肾津液的存亡，尤能预报热病伤津耗液的程度。

胃火，也叫胃热，是指胃受了邪热，或过食煎炒燥热的食物，胃火上升导致口渴、口臭和牙龈肿痛等病状。

对于这种胃热牙痛，需要清胃泻火，《类证治裁?火症》："治六腑火，胃火牙疼，颐肿，清胃散。"意思是说，要治疗胃火，主要去火，清除邪气。清胃散是由升麻、生地黄、当归、川黄连、牡丹皮、石膏等药组成，对清除胃火有特效，此方中的黄连有泻心火，亦泻脾火的功效，脾为心

215

子，与胃相表里；当归能和血；生地、牡丹皮能凉血，以养阴而退阳；石膏能泻阳明之大热。升麻能升阳明之清阳，清升热降，则肿消而痛止。

但是胃火不可一以待之，因为胃火也分实火和虚火两种。不同的症状，需要不同的治疗方法。

实火也就是是胃热，多表现为上腹不适，口里无味，甚至于发苦，容易口渴，喜欢喝冷饮，有想呕吐的感觉，胃脘部位有隐隐的疼痛，大便干燥硬结。这种情况多由于喜欢吃辛辣味厚的食物，或者是饮酒过量，助长体内火旺生热。另外，气滞或者血瘀，或则会饮食过量郁结成热，化而为火，这样也都能导致胃热。而体内的肝胆等器官出现上火症状，要是横逆冲犯胃部，也可能会引起胃热。

胃部火太旺，胃脘部位脉络气血容易拥堵，这样就会出现胃脘灼热疼痛。另外，火热会伤及体内津血，所以人容易觉得口渴，并且嗜好冷饮。火热大能够帮助消化五谷，体内谷粮被迅速消耗，因而人容易觉得饥饿。体内的火顺着足阳明胃经往上走，就会出现口臭、牙龈肿痛和衄血之类的症状。阳明热有时候也会伤及体内津血，所以会出现便秘或者小便赤黄，舌头红肿，舌苔厚重滑腻，脉象细滑等症。

治疗胃热的方法有许多种，这里我为大家介绍一种易于操作，并且效果显著的方法。用石膏粉30克，另有粳米和绿豆适量。先用1份清水煎煮石膏，然后过滤去渣。取其清液，往里加入粳米和绿豆，煮成粥。每日吃一次这样的粥，坚持一周便会有显著效果。

还有一种情况是，虽然有些人也觉得口干舌燥、便秘、口腔溃疡，但是不是容易饥饿，而是胃脘胀痛，饿了也没食欲。这种情况应该属于胃阴虚，或称胃阴不足，虚火上扬。胃阴本身不足，那些升起的火都是虚火，只有固本培元，自身稳固，那种虚火才能慢慢消下去。若是这时候不分青红皂白，直接一瓢凉水浇下去，伤了身体，虚火也会愈加猛烈。

因为五脏之中，胃属土，土喜润燥，以和降为顺。若是人体胃阴损耗过度；或者是心情抑郁，不得排解，气郁化而为火，灼伤胃阴；或者是上吐下泻严重，伤及津血，耗掉体液；或者是服用太多的温燥药物，也会使胃阴损耗过度……如此种种，都会导致胃阴不足，胃部濡润不够、和降失调，出现胃阴虚证。

胃阴不足，体内就滋生虚热，热邪郁结在胃部，胃气失调，所以胃脘部位隐隐作痛，嘈杂不适；胃部濡润不够，就会失去动力，收纳不够，出现饥饿了也没有食欲的情况；而胃部和降失调，胃气往上翻涌，就会出现恶心、呕吐等症状。体内津液损耗，胃阴不足，阴气未能承接上部，所以上部失去润燥，就会口干舌燥，喉咙干痛，舌头红肿，脉象细滑；下部阴气也不足，所以会大便干燥，小便短少。

滋养胃阴的食物有许多种，常见的有小麦、牛奶、鸡蛋、猪肉、鸭肉等。润泽胃部，帮助生津的食物有银耳、燕窝、枇杷、梨、苹果、蕃茄、乌梅、豆腐等。而麦冬和生姜则是滋补胃阴极好的药物。生姜因为性暖，可以温胃阳、散胃寒，胃阴虚者可常食。

所以说，胃火也分虚实，应该区别对待，因症施治。不可眼见得胃火上扬就一味泼凉水，吃降火药。

另外，患者平时应该注意一下饮食习惯，高热量食物会提升火气，上火时不宜多吃水分低的食物，如油炸类、饼干、花生等坚果，改以蔬菜、清汤等低热量饮食为主。

当然，不管实火虚火，像小茴香、八角、花椒、胡椒、桂皮、五香粉这些容易使胃火加重、消耗肠道水分的调料，都应少食用。

望舌可知内脏是否健康

中医学认为，"舌为心之苗"，在舌面上也反映着人的五脏六腑，舌尖部分候心，舌根部分候肾，中央部位是脾胃，左右两侧是肝胆。

舌头颜色变化显示身体出现某些症状，我们平时需要认真对待。舌

217

红，看起来有一个个大红点，是热毒乘心；色绛而中心干者，是心胃火燔，劫烁津液。舌质暗红或有瘀斑，表明气血不足，可能有心脑血管方面的疾病，老年人更需要考虑是否血黏度高或血脂高。

舌头发白是脾湿所造成的

如今到医院找中年以上的中医看病，许多医生把望舌看得比诊脉重要。在问了症状之后，他们常说的一句话是："让我看看你的舌头。"中医认为"舌为心之苗"，"苔为胃气之根"，舌体与肺、心、肝、脾、肾等内脏经络相连。人体内脏若有病变，可以非常直观地反映在舌头上。有经验的医生看舌头，就像看月亮的阴晴圆缺，一望便知道你病情的轻重，体内的虚实寒热。

李先生最近发现自己的舌头上总是厚厚的一层白腻的东西，有时早上起来上厕所大便溏薄难奈，饭量也减少了，没有胃口，而且吃了油腻的东西容易腹泻，身体也神倦乏力的，口中吐出来的痰多质稠。他觉得自己的身体有点不正常了，于是就去找中医，诊断后，医生认为他舌苔白腻，脾虚寒湿，引起了消化道方面的病患，应选用温胃健脾、散寒化湿的食物，少用甜腻厚味的食品，否则导致腹胀及食欲减退。

从现代医学角度看，李先生是口腔的唾液分泌较多，以及气管内痰液分泌增多，浸软了舌头的角化细胞或角化不全细胞，使细胞肿胀而不易脱落；加上舌组织水肿和淋巴回流障碍，舌面上老的角化细胞不脱而新的角化细胞又增加堆积，所以舌质肿胖，舌苔白厚而腻。

对于这种情况并不用过于担心，晚上少喝啤酒，因为啤酒属寒性的，喝到胃里，中枢神经会把冷的信息传递到脊柱，容易出现腰酸背痛。久病虚寒的人，往往虚不受补，可从粥、汤上做文章，但要清淡。淀粉类食物少吃，因为不易消化。补充维生素A和维生素E，因为维生素A可维持上皮组织结构的完整及健全，维生素E对机体代谢有良好影响，并有强有力抗氧化作用，能防止维生素A的氧化，有利于吸收。调整心情，保证好睡眠，按时定量吃饭，少接触一些刺激性的因素，吸烟者要戒烟，不要多吃辛辣厚味就可以了。

老人常咬舌头可能患上脑梗死

李大爷60多岁了，近半个月来常咬舌头，头也总觉得昏昏沉沉，吃也吃不下，睡也睡不好，还感觉自己比以前反应迟钝，偶尔还开始忘记刚刚做过的事情了，他感慨地说，发现自己真的是老了。可是家里人很不放心，后来到医院就诊，医生认为这是脑梗死前兆，经检查后被确诊为腔隙性脑梗死。

腔隙性脑梗死，是一种严重危害中老年人身体健康的疾病。多发生在患有高血压、高血脂、糖尿病的老年人身上，长期的高血压可引起小动脉硬化和透明性病变，从而产生血管闭塞；加之中老年的机体发生变化，如血液黏度增高，血小板聚集增强，红细胞变形（细胞形态变化）能力降低，血脂增高，使血液处于高凝状态，血流速度缓慢，脑血流量减少，更易导致小动脉闭塞，而发生腔隙性脑梗死。因梗死的血管不同，常表现不同的神经系统症状，临床上最常见的是头晕、头痛、记忆力进行性下降、做事丢三落四、失眠、情绪起伏不定、智力减退、手脚麻木、颈项强硬、短暂意识丧失等。患者发病之初只是出现一侧口角流涎、咬舌头、精细动作差等一些不易被人察觉的轻微症状。这些异常表现常常因为病人和家属的重视不足，使病人失去最佳治疗时机，导致病情加重，进而出现一侧肢体活动不利、语言不畅、口眼歪斜等典型症状，而此时治疗起来就比较棘手，大多会留下后遗症。

能及早发现腔隙性脑梗死是患者不幸中的万幸，因为及时发现，用药物干预还完全来得及，只要坚持用药完全可以防止腔隙性脑梗死发展成重度脑梗死。

在日常的生活中应积极防治高血压，对40岁以上的中老年人，要定期测量血压，及早发现高血压和合理治疗。中老年人一旦出现原因不明的性格改变或头晕，记忆力减退，动作失调，说话含糊不清等症状，要高度重视，不可忽视。还要禁吸烟、少饮酒、合理运动、规律生活，保持乐观的生活态度，并对异常情况及时合理治疗。

舌头僵硬常是中风的前兆

50多岁的吴先生在剃胡须时，头转向一侧，手突然失去握力，剃须刀掉了下来，同时他发现自己舌头僵硬，说话吃力、讲不清楚，过了1~2分钟又好了，所以自己也没把它当回事。然而，过了几天这种情况又犯了，眼睛还会突然发黑，看不见东西，几秒钟或几十秒钟后便完全恢复正常，有时候也突然感觉头昏欲倒，走路有地陷的感觉，偶尔也会不明原因地跌跤，躺在床上手脚也无力，勉强出了房门，没走几步，左脚就麻木失去了方向感。幸好家人在身边，马上把他送到医院，请医生检查，结果医生确诊是脑中风。因为送得及时，没有错过黄金治疗时间，所以，吴先生恢复得还算不错。

舌头僵硬是指舌体既不肿胀、也不缩小，但活动强硬，失去平时的柔和灵活，也称"舌强"。由于舌体僵硬转动不灵，常伴随语言塞涩，含糊不清，或不相连续。"舌强"常见于一些较严重的疾患，如神志昏迷、抽搐等疾患。出现于猝然昏倒之后，常与半身不遂、口眼歪斜等症同时存在，是中风的紧急警报。

脑中风平时看不出，一旦发病非常突然。因此，老年人对脑中风的前兆和防治措施都要有充分的了解，这有一种简单快速测试脑中风的方法，它包括三项内容：让患者微笑；举起双臂，并维持些时间；连贯说短句。若患者微笑困难，举起上肢无力，讲话含混不清，则表示有脑中风的可能。由于这种测试方法简单易行，即使不是医生，一个普通的旁观者也能正确鉴别，所以容易被公众接受，从而大大提高了脑中风的诊断率。家属和亲人在发现前兆之后应采取紧急措施，立即给病人服用一些舒筋活血的药物（如天保宁），并迅速送往医院。另外，脑中风发病多在早上，每天早上醒来之后，老年人不要立刻起床，可以坐上30秒钟，然后缓缓握拳，看看拳头能否捏紧，如果突然不能握拳，或者出现上文提到的脑中风前兆的种种表现，就应引起重视，应该去医院做颅CT检查，并化验一下血糖、血脂；检测一下血压；化验电解质；还要做脑部检查，看看有没有异常反应。

其实，要想防止大脑衰老，经常活动舌头是一种简便易行的方法。舌头的活动是通过神经反射间接刺激大脑，使大脑的思维活动增强，理解力和记忆力提高，防止脑细胞萎缩退化及逐渐衰老，增强身体机能和延长人的寿命。运动舌头的方法有如下4种：

一是用舌头来回舔上腭30～50次。

二是用舌头舔左颊部30次，右颊部30次。

三是用舌头舔上下牙齿、牙龈各30次。四是半张开口，用力弹动舌头发出"哒哒"响声30～50次。

运动舌头时，唾液腺受到刺激使分泌增加，此时将唾液慢慢咽下，对身体更有好处。另外，还必须养成良好的生活习惯，心态平和，低盐低脂清淡饮食，忌烟酒，多喝水，加强锻炼，提高抗病力。

舌头麻要警惕心脑血管疾病

某研究所退休高工陈先生去门诊看病，他告诉医生说舌头发麻两个多月，呼吸也困难，睡眠质量也差、梦很多，经常在睡眠中惊醒，感觉很累，有时候难以控制自己的情绪，对人对事总想发火，最近还有几次头疼，但以前也有因为休息不好会头疼，有时候疼得厉害，有时候就只是轻微的疼。但今天的疼就不知道是为什么了，昨晚睡的很早的啊。

医生跟他分析说，舌头发麻多与血流缓慢、血黏度增高，微循环改变、局部供血不足或脑供血不足有关，舌头发麻是心脑血管疾病的征兆。后来经过检查，果然发现了脑部局部血管有血栓，幸好及时治疗，没有造成堵塞酿出大祸。

心脑血管疾病是人类健康的第一杀手。心脑血管疾病并不是一日两日形成的，而是在长期的不良生活习惯影响下，逐步累积起来的，心脑血管疾病出现的根本原因，是人体神经、内分泌、免疫等系统网络机能衰退、损伤、甚至丧失，导致人体自身的抗病能力和自我康复能力下降，受到损伤，甚至丧失。体现在动脉粥样硬化、血脂代谢紊乱、血液中垃圾充斥、血液黏稠以及脏器本身的活动和血流供求矛盾等病理改变上。引起心脑血管疾病最直接的原因是高脂血症，它是富裕生活带来的恶疾，它对人体的损害是在不知不觉中进行的，并且是全身性的。

值得注意的是：很多高脂血症病人认为自己没有什么症状，也没有不舒服的感觉，因而采取无所谓的态度，忽视了调节血脂的治疗，在日常生活中也不注意科学饮食和运动，如果任由高血脂状况自然发展，不加以控制，一旦病情加重，造成的损害往往是不可逆的。因此，我们应重视自我保健，注意经常多喝水，体内水分增多，有利于冲淡血液，缓解血液黏稠的程度，保持血液循环的畅通。同时，要注意调节饮食，一日三餐的膳食营养要合理安排，控制热量和胆固醇的摄入，少吃动物内脏和动物油，每天食盐量不超过 10 克，绿色蔬菜，水果和富含卵磷脂的食物可适当多吃，豆类和含钙食品也应足量补充。血黏稠度高的中老年人还需因人制宜，坚持适度的体育锻炼，保持情绪乐观，避免精神过度紧张。同时，在医生指导下服用小计量阿司匹林、丹参、维脑路通、银杏叶片等药，并注意补充维生素 B_1、维生素 B_6、维生素 C 等，有降低血黏度、改善微循环的作用，可消除舌头的发麻现象。

舌头疼痛多见于口腔炎症和溃疡；舌头发麻多见于老年人，应该考虑是否气血不足、血黏度过高。同时，舌头是很娇弱的器官，不要吃太烫的食物，以免烫伤舌头上的味蕾。

人中位居九五，是生命的急救枢纽

人中这个部位很重要，从《周易》看，人中是"泰卦"的位置，提示该处是天地之气交流、沟通的关键部位，中医学里的人中处也是重要的急救穴位。历代医家认为，人中是一个重要的急救穴位，是生命中枢的外候，人中与脑有联系，所以急救时常常针灸或者掐人中穴。刺激人中具有升高血压的作用；刺激人中对呼吸活动也有影响，连续弱刺激可引起持续性吸气兴奋。

人中在鼻头下方，主要反映人体生命力的强弱，中医学认为人中能够反映人体肾气。人中宽直，色泽明润，沟道红活，预兆肾气充盛，命火旺、阳气足。主长寿，反之，则相反。

另外，中医学认为人中的形状和色泽深浅还能显示生殖器官的情况。

人中端直，深浅适中，气色红润，提示生殖器官正常。

人中出现黑褐色或有片状黑斑，往往有不孕症。

人中短浅，形状平色泽淡，提示小子宫或小睾丸。

人中狭长，颜色黯淡，预兆女子宫颈狭长，男子包皮过长。

人中有隆起、结节，提示可能有宫内肿瘤、息肉等。

人中还是生命中枢的外候，人中与脑有联系，所以急救时常掐人中或针灸人中。

人中出现黑褐色往往有不孕症

沈先生是一家外企的主管，年轻有为。结婚 3 年了，他对自己的夫妻生活很满意，唯一遗憾的是妻子一直没怀上孩子，让他很焦虑。最初他还以为是老婆的问题，后来他们来到医院做了全面检查，拿到结果时他非常吃惊，妻子没有任何问题，反而是他得了弱精症。并且，医生发现他的人中已经是黑褐色的了，他妻子还说早就有了，只是以前有胡子看不清楚，也出现过黑色斑块。医生认为，这表明沈先生的肾功能障碍导致了现在的不孕之症。

中医学认为人中是性器官健康的缩影，不仅能体现肾气盛衰，还能显示生殖功能之强弱。人中色黑，或有黑斑黑块者，往往预兆肾阳虚，提示肾上腺皮质功能不足或脑垂体功能不足的阿狄森氏病、西蒙氏病、席汉氏病等肾虚疾患。临床上人中色黯者，常有畏寒、肢冷、溺清、宫寒不孕、阳痿、性欲减退等肾阳虚命火不足证候。

如果是男性精子方面的问题，我们可以采用药物的方法，一般改善生精功能的药物至少应维持1年以上，一般说来精液质量要在治疗后的7~9个月才有明显改善，对于无法手术或药物治疗的绝对不育者，应给予人工授精解决生育问题。可喜的是，随着医学科学的发展，特别是生殖医学技术的不断提高，原先部分被认为无法医治的不育患者可望得到有效的治疗。

除了用药，日常饮食是提高男人精子质量和活力的有力保证。在古代，运用食物补肾益精是效果非常显著的，下面推荐几例：

山药羊肉汤：羊瘦肉500克、淮山药50克、肉苁蓉和菟丝子各15克，加入100克粳米（这些量够食用三天）一起炖致肉烂汤稠，喝汤食肉。对于面色苍白、舌质淡红、苔薄白，脉沉弦，明显的显露出因纵欲过度，肾阳不足，精关不固而致阴精亏乏，心阳不足，摄精无权之证的患者长期食用，能恢复性功能，防早泄，明显控制射精，改善手脚冰凉的毛病。

羊肾益精汤：羊肾100克配肉苁蓉40克、枸杞子20克煮汤食用，经常食用能益肾填精，适用于因长期手淫，导致全身乏力、腰膝酸软、精子稀少，影响了生育，需要补肾益精的人群。羊肾可以算是专治男人精液不足肾无力的上好食物了，当然，吃的方法也可以各异。

四物鸽子汤：白色肉鸽一只约300克，熟地黄12克，白芍药10克，当归10克，川芎6克，入砂锅炖至肉烂，加少量盐，食肉喝汤，适宜长期服用。四物汤本来就是中医常用的补血名方，四物汤所治诸证，皆由肝藏不足，营血虚滞所致。方中熟地滋养肝肾，大补阴血；当归补血养肝，和营调经，白芍益阴敛营，养血柔肝；川芎行气开郁，活血止痛。地、芍之滋补，得归、芎之辛行，则速生营血而无腻滞之弊；归、芎之辛行，得地、芍之滋润，则活血行滞而无化燥之忧。四药为伍。刚柔相济，补行并用，可使肝有所藏，营血和调，则诸证悉除。添加的鸽子，性平，味甘，入肝肾经，能补肝益肾、补血益气，现代医学也已证明，鸽肉中含有丰富的泛酸，蛋白质及多种维生素和微量元素可促进血液循环，可以防止男性精子活力减退和睾丸萎缩症。当然，在众多能食的鸽子中，白色的肉鸽是食疗中最好的品种，补血名药乌鸡白凤丸中的白凤指的就是白色的鸽子，而《本草纲目》中就记载着"鸽羽色众多，唯白色入药"。

泥鳅汤：泥鳅 500 克，清洗干净后放入锅中，加适量水，放入大葱、味精、盐等调料，熬上一小时左右食肉喝汤。《本草纲目》中记载，泥鳅性甘，味平，入脾、肝、肾经，常食令人长精力。并且，泥鳅有养肾生精的功效，其富含的赖氨酸是精子形成的必要成分，常吃泥鳅不但能促进精子形成，还有助于提高精子的质量，非常适合成年男性常食。

人中隆起提示子宫内肿瘤

年近五十岁的黄女士最近早上起床梳妆的时候，发现自己人中的部位隆起了一些，平时头昏、乏力、打不起精神，腰背酸痛的，下腹部有肿块，还伴有经量多、月经周期紊乱、贫血等症状，后来到医院经 B 超检查，发现是子宫肌瘤，已增大到 $51 \times 53 \times 59$ 毫米大小，医生建议手术，黄女士这才知道病情的严重性，手术后，她再来做 B 超复查，医生发现她面色红润，贫血症状改善，红细胞、血色素恢复正常。

人中一词，最早出自《黄帝内经·灵枢·经脉》，书中说："大肠手阳明之脉……还出挟口，交人中，左之右，右之左，上挟鼻孔。"这就点出人中位于面部鼻与唇之间的正中凹陷处。而《灵枢·五色》中则说："面

225

王（鼻）以下者，膀胱、子处也。"即提示人中在中医望诊中反映着男女泌尿系统及生殖系统的病变情况。

人中隆起，沟道中有位置及形态不定的增生物，甚至引起沟形改变。这都提示情况较复杂，一般为子宫颈糜烂，如果是一侧增生或变形，则多有一侧腹痛或压痛或腰酸以及月经不调等症。妇科检查多有附件炎或增厚、子宫肿瘤、息肉、囊肿等。中医认为本病的发生主要为风、寒、湿、热之邪内侵，或七情、饮食内伤，脏腑功能失调，气机阻滞、淤血、痰饮、湿浊等有形之邪相继内生，停积小腹，腹结不解，日积月累，逐渐而成。像上面所说的这位黄女士人中隆起就是一个很常见的警示。

现代人患子宫肌瘤，70%的都是因为气血淤滞导致的。中医说"思伤脾、郁伤肝"，现代女性工作压力大，生活压力大，长时间压抑，心情不舒畅，很容易就会导致肝郁气滞，而肝经是与女性的胞宫相连的，而且肝在人体内的作用是"运行气血"，若肝不通达，则气滞血淤，其实子宫肌瘤就是因为气血淤阻，从而产生的瘤病，这足以证明，长期的生气，抑郁，对身体的损害有多大了。当气血运行通畅的时候，肌瘤中的淤血会被冲走，瘤体也就会渐渐消去。因此治疗和预防子宫肌瘤，理气调肝很重要。

像中医传统食疗方消瘤蛋，用鸡蛋2个、中药壁虎5只、莪术9克，加水400克共煮，待蛋熟后剥皮再煮，弃药食蛋，每晚服1次。此方的功效就是散结止痛，祛风定惊，非常适宜气滞血淤型的子宫肌瘤患者食用。

另外，经期前活血化淤对于子宫肌瘤患者也有好处，用2只煮熟的鸡蛋去壳，加75克益母草，10克陈皮，一起煮10分钟后喝汤吃蛋，或者取元胡、艾叶、当归各9克，加水3碗，煎成1碗，去药渣，再放入瘦猪肉一两煮熟，用食盐调味服食。月经前每天1剂，连服5~6剂，都能起到活血化淤，软坚散结的功效。

另外，在平时，女性可以在每天晚上为自己的子宫进行一下保健按摩。仰卧床上，自己或他人，用拇指指腹按揉神阙、气海、关元、天枢、

226

四海、归来、子宫、气冲、血海、三阴交穴，每穴1分钟。再用手掌搓热后，放置小腹部，沿顺时针方向摩腹36圈后，改逆时针方向摩腹36圈。最后用手掌自上而下平推腰背部10～15次，以酸胀为度。每日按摩1次，10次为疗程，经期停止按摩。

对于爱生闷气的女性来说，除了自己要控制情绪外，也可以施展按摩方法来为自己消气。

一个是脚上的太冲穴，此穴是肝经的原穴，"原"有"发源、原动力"之意。内经有"五脏六腑之有疾者，皆取其原"之说，可见它的重要性。此穴位于足背、第一、二跖骨结合部之前凹陷处。经常按揉太冲穴，可疏肝解郁，调理气血。

另一个是膻中穴，膻中穴位于胸部两乳头连线的中点，平第四肋间处。膻中具有宽胸理气、活血通络、清肺止喘、舒畅心胸等功能。《黄帝内经》认为"气会膻中"，也就是说膻中可调节人体全身的气机。此外，膻中是任脉、足太阴脾经、足少阴肾经、手太阳小肠经、手少阳经三焦经的交会穴，也是宗气聚会之处。它有阻挡邪气、宣发正气的功效。所以，当你觉得工作、生活压力大，而烦躁生闷气时，按按膻中就可使气机顺畅，烦恼减轻。

一般一个穴按四五分钟即可。按压后可以喝少量的水，以助代谢。

对于子宫肌瘤，现在B超可以较明确显示肌瘤大小及部位，是诊断子宫肌瘤的主要手段。同时女性应该多吃含蛋白质、维生素的食物。如果月经量过多，要多吃富含铁质的食物，以防缺铁性贫血。心情愉快也是非常重要的，中年女性面临着工作和家庭的双重精神压力，易产生抑郁情绪。伴随着绝经期的到来，女性开始出现"雌激素控制期"。在这个时期中，女性自身的抑郁情绪，很容易促使雌激素分泌量增多，且作用加强，有时可持续几个月甚至几年，这同样是子宫肌瘤产生的重要原因。每个人都不可能一帆风顺，压力与不顺处处存在，所以必须摆正心态，以乐观的心态面对人生。为了远离子宫肌瘤，对于女性的忠告是，你所有担心、焦虑、为之抑郁的事情，都比不上生命对于你的意义重大，所以，不要拿健康去做生气的筹码，至少你要为自己快乐而健康地活着。

女性要定期去医院检查，如果发现子宫肌瘤，一般应3~6个月复查一次，如肌瘤增大较明显，出血严重，则应进行手术治疗。

人中发红显示体内有瘀血

高龄产妇王丽去年生了一个宝宝，是剖宫产，但由于在"坐月子"期间，没有得到很好的照料，心情不畅，气血虚弱，留下了很多后遗症。如：人中发红，腰部背部酸痛，并引起发热，大便干，小便也黄，舌苔也呈现黄色。还不能弯腰，洗头弯一会儿腰，就会酸痛不止，十分痛苦。且在产后两个月内，恶露和污血仍不止，因担心哺乳期间药吃得太多了或吃的不恰当会给宝宝带来不利影响，所以又不敢吃药，但是身体的不适让她苦不堪言，在别人的推荐下，她去找中医调治。

医生面诊她人中颜色发红，尤其靠近嘴唇处发红，显示热邪侵入，是身体太虚，瘀血未清的表现。当即开了一幅身痛逐瘀汤方进行治疗：秦艽15克、桃仁10克、红花5克、当归10克、甘草5克、五灵脂8克、香附8克、地龙8克、羌活8克、乳香10克、牛膝10克，每日一剂，3碗水煎为1碗，服三天。

中医说"有是证，用是药"，用药是针对大人的，就算对孩子有影响也是小的，如果怕服药对孩子影响大，那可以暂停一下母乳的喂养。

中医认为，各种不同原因，如情绪意志长期抑郁，或者久居寒冷地区引起的脏腑功能失调或者因为外力使局部血脉不通，导致在人体某一部位或组织血行不畅，引起疼痛甚至形成肿块等组织上的变化。活血化瘀是中医常用的一种辨证论治的方法，运用具有消散作用的、或能攻逐体内瘀血的药物治疗患者体内瘀血病证，有通畅血脉，消散瘀滞，调经止痛的作用。适用范围很广，如瘀阻于心所致的胸闷心痛、口唇青紫；瘀阻于肺所致的胸痛咳血；瘀阻于肝所致的胁痛痞块；瘀阻于胞宫所致的小腹疼痛，

228

月经不调，痛经等；瘀阻于肢体所致的局部肿痛青紫；瘀阻于脉络所致的半身不遂等。常用川芎、桃仁、红花、赤芍、丹参、蒲黄、乳香、没药等药物组成方剂，代表方剂有桃仁承气汤、血府逐瘀汤、复元活血汤、温经汤等。活血化瘀常同补气、养血、温经散寒、清热、行气、攻下等治法配合使用。

瘀血体质的人常见有头发易脱落、肤色暗沉、唇色暗紫、舌有紫色或瘀斑、眼眶暗黑等症状，脉象细弱。此类型的人，有些明明年纪未到就已经出现老人斑，有些常有身上某部分疼痛的困扰，例如：女性生理期容易痛经，男性身上都有瘀青等，身上的疼痛症，往往由于活动少，而在夜晚更是加重。这也符合中医的所谓"不通则痛"的说法。气血瘀滞是人体产生疾病的主要原因之一，通则不痛，痛则不通，如何才能让自己的气血通畅呢？除了有病治病，寻医问药外，疏通经络、饮食调理和药物养生都是好办法。

通过保健按摩来疏通经络

按摩穴位以促进体内血液循环，使气血能够通畅，瘀者得以疏，滞者得以行，进而起到"活血化瘀"、"祛瘀生新"的目的。常用穴位有三阴交、足三里、关元等。

三阴交穴位于我们的足内踝上3寸的位置，它是足太阴脾经的穴位，几乎女性所有的妇科疾病，比如痛经、月经不调、崩漏、带下等，都可以通过按摩这个穴位来进行辅助治疗。不管有病没病，你都可以在办公或者闲暇之余用拇指或者是中指指端来按揉这个穴位，每次按揉1~3分钟，用来改善自己的血瘀体质，用以打通体内瘀阻，使整个人的精神状态和身体都健康起来。

我们还可以经常按摩或是艾灸足三里、关元，这两个穴位也可以达到疏通体内瘀血，恢复血液清澈的目的。足三里穴位于我们外膝眼下四横指、胫骨边缘的位置。每次按摩的时候可用左手掌心按在右膝上面，食指尖所指于中指尖平齐处便是足三里穴。可每天用大拇指或中指按压足三里穴，每次按压 5 ~ 10 分钟，特别要注意的是，每次按压要使足三里穴有针刺一样的酸胀、发热的感觉才会有效果。如果有条件的话，可以每周用艾灸足三里穴 1 ~ 2 次，每次灸 15 ~ 20 分钟。

通过运动来疏通经络促进血液循环

促进身体气血运行，快步走是一个很好的方法。每天走上十分钟，能够大大改善我们的"血瘀"状态，让你的气血循环加快，减轻血瘀的症状。另外，你还可以练习瑜伽。像瑜伽中的猫伸展式；虎式；骆驼式；蛇击式；风吹树式；坐角式；神猴哈努曼式和三角式都能够起到锻炼腹部和肌体柔韧性，又能畅通气血的功效。

利用饮食活血化瘀

想要活血化瘀就需要在日常饮食中应该注意食用一些具有行气、活血功能的饮食，比如桃仁、油菜、黑大豆等食物具有活血祛瘀作用，可选择性食用；黑木耳能够清除血管壁上的淤积；而适量的红葡萄酒能够扩张血管，改善体内血液循环；山楂或米醋，能够降低血脂、血黏度。值得注意的是，血瘀体质的人饮食一定要清淡，在饮食中要少吃盐和味精，以避免血黏度增高，加重瘀血体质的症状。下面我们介绍几种药膳给大家尝试一下。

山楂羹：山楂 500 克，冲洗干净，放入锅中加水煮至烂，搅碎过滤去核和皮，加红糖熬煮十分钟后即可。经常食用，可活血化瘀。

当归田七乌鸡汤：乌鸡 1 只、当归 15 克、田七 5 克、生姜 1 块。首先把当归和田七放进清水中浸泡并清洗干净，再把乌鸡收拾干净后装进一个大小合适的炖盅内，然后把洗好的当归、田七和生姜一起码放在乌鸡上面，最后加入适量的盐和清水（注意清水一定要没过乌鸡）。找一个大蒸锅，锅内加入一定的水，等大火将水烧开后将炖盅放入其内，隔水蒸上 3 个小时，等鸡肉烂熟之后，即可食肉喝汤。药膳中的当归的主要作用就是补血活血，同时也有调经止痛，润肠通便的功效。田七功在止血化瘀和消肿止痛，能治一切血病。乌骨鸡有补虚劳羸弱，治消渴，治妇人崩漏带下及一些虚损诸病的功用。所以这款当归田七乌鸡汤就能够起到活血养血的作用，也是祛瘀补血的最佳选择。

红花参枣茶：藏红花5克，丹参5克，红枣3枚，甘草5片，加入水中煮五分钟或热开水冲泡十分钟后饮用。藏红花有活血通经、散瘀止痛，并可以扩张血管，促进血液循环，丹参可以活血祛瘀、调经止痛，降低血脂，红枣补血益气，甘草润肺益气，常饮此茶可起到活血通经、益气养颜的功效。

黑豆川芎粥：川芎10克用纱布包裹，和黑豆25克、粳米50克一起水煎煮熟，加适量红糖。分次温服，可活血祛瘀，行气止痛。

人中淡白可能有慢性溃疡性结肠炎

有个36岁王师傅去医院门诊看病，医生发现他人中颜色淡白，身上有些发热。他自述最近几天都食欲不振，精神乏力，右下腹轻微作痛，大便不成形，偶有黏液还带血丝，小便也红赤，有时晚餐不敢多吃，否则饭后出现连续打嗝并伴有恶心想吐的现象，还特别怕冷，因前几天降温，现在感冒发烧症状有点加重。医生诊断他不光是因为感冒引起的浑身不适，而是慢性溃疡性结肠炎引起的。

慢性溃疡性结肠炎又称非特异性溃疡性结肠炎，是一种病因不明的直肠和结肠性慢性炎症疾病，目前认为本病的发病与自身免疫和遗传因素有关，诱发因素是肠道感染和精神因素。主要症状为腹泻、便脓血、腹痛和里急后重。起病初期腹泻不太明显，粪便表面附有黏液，继则大便次数明显增多，每日3~10次不等。严重时每天可达10~30次，大便中混有鲜血、黏液和脓液。同时可伴有消化不良、食欲不振、上腹饱胀，嗳气、恶心、呕吐等症状。重症时可见发热、心悸、衰弱、消瘦、贫血、水及电解质大量丢失等。诊断上主要依靠纤维结肠镜检。

在饮食调养过程中，病人及其家属应注意观察病情，发作期间应卧床休息，注意劳逸结合，不可太过劳累，平时要保持心情舒畅安静，避免精神刺激，解除各种精神压力，保持冷暖相适，适当进行体育锻炼以增强体质。注意饮食有节，起居有常，避免劳累，预防肠道感染，对防止复发或病情进一步发展有一定作用。饮食以易消化、少纤维、高营养为主，避免牛奶及乳制品，因为牛奶能促进胃酸分泌，从而加重和诱发消化道疾病。对可疑不耐受的食物，如鱼、虾、蝎、鳖、牛奶、花生等应尽量避免食用；应忌食辣椒，忌食冰冻、生冷食品，戒除烟酒。严重时禁食几日，于静脉输入营养素，使肠道暂时休息，腹痛腹泻明显时，可用少量阿托品、普鲁本辛以止痉止泻。磺胺类药物，如水杨酰偶氮磺胺吡啶对本病有一定疗效，但停药后易复发，并有恶心、呕吐及头痛等副作用。对于严重发作、病变范围广泛和发生严重并发症者需要外科手术治疗。

时刻关注"首脑"大事

中医学认为，头为阳中之阳，火性炎上之故，头部症状又是内部阳盛和火证的反映：

阴虚阳亢，以头热伴头晕为多发。肝经实火，多表现为头热、头胀、头痛。肝阳上亢，多表现为头热、头胀、头晕、目眩。更年期综合征，多表现为偏头痛。

头痛伴头昏、恶心、嗜睡，是浊毒干脑，如肾衰尿毒症；

头痛伴眼痛、眼胀，预兆青光眼；头痛伴鼻塞、涕血、耳鸣者，鼻咽癌之兆；

头响如雷，兼头胀痛，多预兆脑瘤；头痛伴发高热、喷射性呕吐、颈项强者，是脑炎之兆。

头晕眼花，面色萎黄、乏力神惫，多是肝血虚生风；

头晕发胀，面赤耳鸣、烦躁易怒，多是肝阳化风；

脑性眩晕，主要是脑动脉硬化之兆，老年人多见；

头晕而重，伴腰酸、遗精、耳鸣，多是肾精亏损之兆。

头冷头热，就是头部感觉寒冷或燥热，或伴头痛的病症，多因阴阳气血不足或风气偏胜所致。如整个头部发凉，伴畏寒肢冷，多为肾阳虚的预兆；头巅顶部发凉，兼青肢厥冷吐涎时，又为厥阴肝经中寒之兆。

头鸣脑空，敲响脑髓不足的警钟

有的人不知道是什么原因，会突然出现头鸣，耳鸣的现象，有时候还会有脑子一片空白的状态。中医认为，出现这种状况可能是脑髓不足。

医书《灵枢·经脉》说："人始生，先成精，精成而脑髓生。"意思是说，脑髓是人脑与脊髓的合称，脑具有藏精气而不泻，满而不能实的生理特性，脑髓不足会导致神经不正常，有痴呆症的现象出现，严重的话会导致脑瘫甚至脑坏死。

《灵枢·五癃津液别》说"五谷之津液和合而为膏者，内渗于骨空，补益脑髓"，脑神经细胞、神经胶质的发育、更新及正常功能的维持，均需要足够的营养物质。而其所需营养物质，人体很少能通过体内其他物质合成，只能通过饮食来供给。所以，我们应重视饮食对补脑的重要作用。为保证身体健康和提高工作效率，营养学家为我们选择了以下几种健脑食物：

蛋类

蛋类中含有丰富的优良蛋白质，如鸡蛋、鸭蛋等。蛋类的蛋黄中脂肪和类脂质的含量非常高，其成分主要由液体脂肪酸组成，易于被人体消化吸收。蛋黄中还含有钙、磷、铁等矿物质和多种维生素。蛋黄中还含有一定量的胆固醇，适量的胆固醇对大脑有良好的作用。

豆类制品

大豆中富含有人脑所需的优质蛋白和 8 种必需氨基酸，这些物质都有助于增强脑血管的机能。大豆脂肪中含有 85.5% 的不饱和脂肪酸，其中又以亚麻酸和亚油酸含量很多，可预防高脂血症和高胆固醇。大豆中还含有丰富的维生素 B2、钙、磷、铁等，经常食用大豆制品对预防和控制心脑血管疾病大为有益。

动物脑髓

动物的脑都含有大量的脑磷脂和卵磷脂。其中又以鱼脑髓为最佳。因为鱼脑中的鱼油含有二十碳五烯酸（EPA）和二十二碳六烯酸（DHA）这两种不饱和脂肪酸。这两种物质对于大脑细胞，尤其是脑神经传导和突触的生长发育有着极其重要的作用。经常吃鱼，尤其是鱼脑，可活化人的神经细胞，改善大脑功能。

核桃、芝麻

中医认为，这两种物质有"补五脏，益气力，强筋骨，健脑髓"的作用。现代研究发现，这两种物质营养非常丰富，特别是不饱和脂肪酸含量很高。常吃它们，可为大脑提供充足的亚油酸、亚麻酸等分子较小的不饱和脂肪酸，以排除血管中的杂质，提高脑的功能。

鱼类

保护大脑应多吃鱼，尤其是海鱼，对脑最有补益。鱼类含有丰富的不饱和脂肪酸（比肉类高约 10 倍），是健脑的重要物质。海鱼中含二十二碳六烯酸和二十碳五烯酸，是促进神经细胞发育最重要的物质，具有健脑作用。

香蕉、菠萝

香蕉可向大脑提供重要的物质酪氨酸，这种物质可使人精力充沛、注意力集中，并能提高人的创造能力。香蕉中还含有一种可使神经"坚强"的色氨酸，任何压力都不能使你失去平衡，色氨酸还能形成一种叫做"满足激素"的血清素，这是一种神经介质，它能使人愉悦，预防抑郁症的发生。菠萝中富含维生素 C 和重要的微量元素锰，能提高人的记忆力。

大蒜

大脑活动的能量来源主要依靠葡萄糖，但是葡萄糖要想发挥应有的作用，就必须有足量的维生素 B_1。大蒜本身并不含维生素 B_1，但它能增强维生素 B₁ 的作用，因为大蒜可以和 B₁ 产生一种叫"蒜胺"的物质，而蒜胺的作用要远比维生素 B₁ 强得多。因此，适当吃些大蒜，可促进葡萄糖转变为大脑能量。

推荐两款家庭健脑食疗方，经常用脑的人，学习和工作之余，宜常服：

银耳杜仲羹：取冰糖 250 克，银耳、杜仲各 50 克，先将杜仲煎熬 3 次，取汁去渣，下银耳煮至熟烂，再调入冰糖即成，每日服 2 次，有醒脑提神的功效。

龙眼核桃糊：取蜂蜜 2000 克，龙眼肉 500 克，胡桃仁 100 克，将龙眼肉、胡桃仁捣碎，拌入蜂蜜封存。每次服 30 克，每日 2 次，有养脑补血的功效。

另外，大家可以在早上起床以后，将两手十指从前发际到后发际，做"梳头"动作 15 次；然后两手拇指按在两侧的太阳穴上，其余四指按住头顶，从上而下做直线按摩 15 次；最后，两拇指用合适的力度在太阳穴上先顺时针转动 15 次，后逆时针转 15 次。早晚各做 1 次，长期坚持可提高智能，养神健脑。每次在做完之后再顺便动一下自己的舌头三五分钟，舌头是大脑的先行器官，舌神经连接着大脑。因此，经常运动舌头可以间接对大脑进行刺激，防止大脑萎缩。

头晕而伴肢麻，多为颈椎病

颈椎位于头部、胸部与上肢之间，又是脊柱椎骨中体积最小，但灵活性最大、活动频率最高、负重较大的节段，由于承受各种负荷、劳损，甚至外伤，所以极易发生退变形成颈椎病。

颈椎病常常是造成颈部酸痛的原因，颈部过度劳累，如伏案、看电视等长时间维持一种颈部姿势，也会诱发颈部酸胀疼痛。病情较轻的经过一些时日可以自愈，比较严重的患者，拖延几个月甚至几年都不能痊愈。

这些颈部酸胀疼痛的患者在检查时，颈部肌肉有明显的压痛及粗硬感，肌张力增高。如果有颈部外伤史，应当拍 X 光片以排除骨折、脱位等。若为颈椎病，会有多种表现，如肢体麻木、头晕、心慌、恶心呕吐、耳鸣、视物不清等。

有一个公司的会计因为忙于工作，整天趴在办公桌上，忙得连起身散散步的时间都没有，时间一长，她的颈椎就不舒服了，经常又酸又胀，疼痛起来往往带动的头部也不舒服，整个脑袋也是又胀又疼。

医生诊断她是颈椎病，用手给她按了按颈椎，情况有明显的减轻，于是建议她到医院找正规的推拿医生为她理疗。推拿的手法如下：

一手扶住她的头部，用另一手的小鱼际下行推枕骨下缘至大椎穴。拇指揉、拨项韧带，多指拨、揉胸锁乳突肌，拇指和多指拿揉颈部。

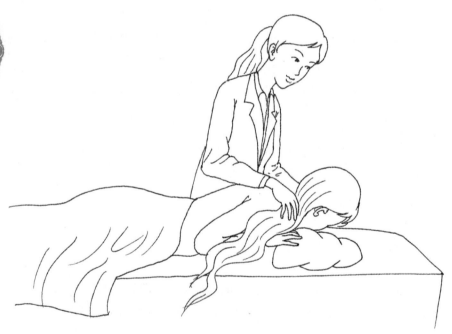

接着用拇指屈曲置于项韧带上，多指置于胸锁乳突肌肌腹上，由上而下拿，两侧相同。

双手拇指自上而下分别按两侧项韧带，交替按颈椎棘突，用多指分别按两侧胸锁乳突肌。

然后一手扶住头顶部，另一手拿揉颈项部，一边慢慢旋转颈部，一边拿揉项韧带，左右交替。

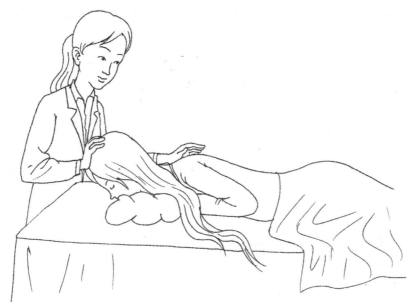

最后用拇指点揉风池、风府、天柱等穴，拇指与多指拿揉、滚肩部，按压肩井，以拍法拍颈肩部结束。

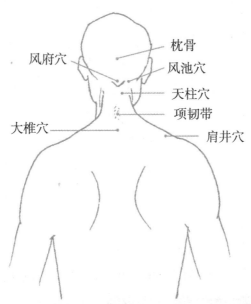

如果大家觉得这套颈椎按摩的步骤太繁琐，可以在颈部酸痛的时候，

两手稍微用力拿捏脖子，力道以感觉到拿捏部位酸胀就可以。从上至下，慢慢捏动，再两手按压肩井穴，然后顺时针、逆时针旋转头部各10下，就能明显缓解颈部酸胀疼痛的情况。

应当注意的是，颈部活动幅度及力度不可过大。不可随意扭转，以免发生意外。

另外，这种问题也可以用食疗的方法试试，对病情会有所帮助，即：将胡桃肉3个及鲜荷蒂8个捣碎，用水煎服，或者用苏子6克，伏龙肝10克，水煎20分钟，去渣取汁，与粳米50克粥服，平时尽可能多注意锻炼身体。

后脑至背部发凉，为督脉虚寒的标志

烈日炎炎的夏天，虽然草木繁盛，但是很多人都不喜欢夏季，因为身体发热，冒汗，提不起精神，发困等状况让人觉得难受，出于本能，大家都会绞尽脑汁想出各种各样的办法去逃避"太阳"，可是某些人却表现出不同状态，本该是觉得夏日难挨，可是他们却后脑至背部发凉，这是幸事还是祸事？我们来看一下事例。

有位病人写信求教：自去年5月起，他呼吸时觉得身体进凉气，在某中医院看病，医生说是督脉不调，调理了三个月不见好，到了冬季，头顶又进冷气了，睡觉时只要未用电热毯，脊梁就受寒冷，脊梁一受寒冷，用电热毯捂也趋不了寒，右部胸腔循环不好，呼上来的气也是冷的，到五月初气运不上右脑，除头顶进冷气到胃里，胳膊一抬起，就觉得有冷气从头顶进到后背，使胸椎腰椎都是冷气，五月中旬觉得，气呼不到腹部，左肺热热的，晚上后背进冷气整个后背像浸到冷水里去了，肢体一冷，头部就冷气直贯而下，人的腰椎至尾骨有要断的感觉，又酸又痛，只能用热水袋捂，焐热后冷气往上回，但一回到咽喉，就通过上颚反射到齿龈刺激头部冷气直贯而下，右边的气腔一直是冷冷的。

从以上病例来看，这位病人的病原是在督脉，是由于督脉虚寒引起的。督脉起于小腹内，下出于会阴部，向后行于脊柱的内部，上达项后风府，进入脑内，上行巅顶，沿前额下行鼻柱。督脉循身之背，入络于脑，如果督脉脉气失调，就会出现"实则脊强，虚则头重"的病证，具体表现在额顶寒冷，可连脊背，得温则减，时轻时剧，经久不愈，肢冷畏寒，腰酸肢软，面色苍白无华，舌质淡，苔白，脉沉细或迟等症状。

根据他所说的症状，建议他采取补肾法，服用六味地黄丸，注意饮食卫生，多吃些核桃、枸杞、狗肉、羊肉、黑芝麻、龙眼肉等温性食物，坚持身体锻炼，坚持一个月，如果还是没有好转，就去医院采用针灸疗法。后来一个半月后，他回信说现在基本好了，以前总是以为养生不关年轻人的事情，现在才知道不养生也要注意身体健康。

头摇兼盗汗，虚风内动之象

在现实的生活中，有些人会不由自主的摇头，这并不是附庸风雅，而是一种病态。

《证治准绳·杂病》："头摇，风也，火也。二者皆主动，会之于巅，乃为摇也。"头在高巅之上，唯风可到，风邪最易从上犯，所以头部是风邪上窜的部位，故头部症状是风病的最先暴露部位。头摇兼见心烦、口渴、潮热、盗汗，是虚风内动之象。虚风内动多数是由津液亏损，液少血枯，血不养筋，肝阴不足，阴不潜阳而肝风内窜所致；也有因肾阴不足，肝肾亏损，肾水不能涵养肝木，而致肝风上扰。主要表现为眩晕、震颤或手足蠕动，或昏仆等。一旦家人发现患者出现头摇的症状，一定要及时带患者到医院治疗。

对于此病，平时建议采用桑葚、黑豆、鳖肉、牡蛎肉、鸡子黄和龟板、鳖甲、白芍等，制成小定风珠羹、阿胶鸡子黄汤来治疗，具有很好的效果。

头是人体的重要组成部分，联结着大脑中枢，身体的健康情况都会反映到头部器官，头痛是疾病在传递信号。头还是人体脏腑的窗口，所以头往往是体内疾病的先露，有的还是不祥之兆。头部是很重要的，同时头很怕着凉，尤其是寒冷的秋冬季节，戴上一顶保暖的帽子也能将很多头部疾病拒之门外。

不正常的头摇伴随其他症状暗示着不同的疾病，头摇伴头晕、目眩、面赤、口苦脉弱，是风阳上扰之征；头摇兼见心烦、口渴、潮热、盗汗，是虚风内动之象；年高头摇，多虚。